누원장

서울대학교 의과대학 의학사
서울대학교병원 신경외과 전공의 및 전임의
김포공항 우리들병원 과장
청담 우리들병원 부원장
포항 우리들병원 초대 병원장
MH 우리병원 병원장
서울 부민병원 척추센터장
(현) 선수촌병원 원장
블로그: 누원장의 허리이야기
유튜브: 누원장 TV
저서:『누원장의 허리디스크 완전정복』
　　　『누원장의 척추관협착증 해법』

누원장의

허리디스크
절대로
수술하지
마라

누원장의

허리디스크
절대로
수술하지
마라

ⓒ이동엽 2021

초판 1쇄 발행 2021년 1월 28일
초판 2쇄 발행 2024년 4월 8일

지은이 이동엽

펴낸곳 도서출판 가쎄 [제 302- 2005- 00062호]
주 소 서울 용산구 이촌로 224, 609
전 화 070. 7553. 1783 / 팩스 02. 749. 6911
인 쇄 정민문화사

ISBN 979-11-91192-07-0 03510

값 15,800원

www.gasse.co.kr
berlin@gasse.co.kr

누원장의

허리디스크
절대로
수술하지
마라

이동엽(누원장) 지음

gasse•가쎄

들어가며 18

시각통증점수, VAS score 25

허리디스크 기본 개념 27

1. 허리디스크는 약해지면 딱딱해지고 금이 갑니다 29
2. 허리디스크 초기 증상, 아침에 허리가 더 아픈 이유 35
3. 허리 통증, 허리디스크 파열의 전조증상일 수도 38
4. 허리 통증, 적극적으로 치료해야 하는 이유 41
5. 허리디스크 치료, 정확한 진단이 가장 중요 44
6. 엑스레이, CT로 허리디스크 진단이 위험한 이유 46
7. 허리디스크, MRI 찍으면 무조건 수술? 48

허리디스크 치료 49

1. 허리디스크, 가장 중요한 치료원칙 한 가지 51
2. 허리디스크, 90%는 치료로 낫고 10%는 수술이 필요하다? 52
3. 허리디스크, 꼭 제거해야 하나요? 54
4. 허리디스크 치료, MRI만 가지고 결정하면 안 되는 이유 58
5. 허리디스크는 항염증 치료를 하면 잘 낫습니다 60
6. 심한 허리디스크 탈출, 비수술 치료를 해도 괜찮을까? 63
7. 허리디스크 절대로 수술하지 마라 66
8. 치료하면 탈출된 허리디스크가 다시 들어가나요? 69
9. 허리디스크 탈출, 극심한 통증, wait and see 71

10. 디스크는 연골, 협착증은 뼈 73

11. 허리디스크 약, 진통제가 아니라 소염제! 75

12. 허리디스크, 약만 먹고 나을 수도 있나요? 77

13. 허리디스크, 신경주사치료 79

　　신경주사치료 Q & A 79

　　신경주사치료 사례 (1) 83

　　신경주사치료 사례 (2) 85

14. 허리디스크 치료: 신경주사 vs 신경박리시술 87

허리디스크 시술 89

1. 허리디스크 시술과 수술의 차이 91

　　수술을 시술로 착각한 사례 93

2. 통증이 심하지 않은데 꼭 수술해야 할까요? 96

3. 허리디스크가 파열, 수술 말고 시술로 안 될까요? 99

4. 허리디스크 파열: 물리적 압박과 화학적 자극 102

5. 신경박리시술 105

　　죽을 것 같은 통증도 수술 대신 시술로 108

　　시술하고도 계속 아프다가 갑자기 확 좋아지기도 110

　　신경박리시술 2회, 인생의 방향이 달라진다 112

　　휠체어 타고 온 사람도 벌떡 일으켜 세운다 114

6. 신경박리시술 + 신경주사치료 116

　　나사고정수술 대신 시술로 116

　　신경공디스크 파열 117

척추전방전위증 + 디스크 파열 119

신경공디스크 재발 121

7. 허리디스크 시술, 두 번 해도 되나요? 125

8. 허리디스크 파열, 발목 마비, 그리고 비수술 치료 126

발가락 마비, 꼭 수술해야 할까? 126

발목 마비, wait and see 127

진짜 마비? 가짜 마비? 130

심한 통증과 발목 마비, 신경박리시술 133

허리디스크 파열, 발목 마비, 비수술 치료가 가능한 이유 135

앞꿈치 들고 서기, 뒤꿈치 서기가 안 돼요 137

9. 신경박리시술은 디스크 흡수를 촉진시킵니다 139

척추수술 세 번, 또 디스크 탈출 140

허리디스크 환자의 98%는 수술이 필요 없습니다 141

10. 신경박리시술? 그거 주사치료만 해도 낫는 경우 아니에요? 143

11. 이렇게 심한데 시술로 고친다고? 그 의사 사기꾼 아니야? 144

사례 (1) 147

사례 (2) 148

사례 (3) 149

12. 신경박리시술을 이용한 허리디스크 파열 치료 결과 분석 151

13. 비수술 치료로 낫는 데는 시간이 걸립니다. 154

14. 파열된 디스크, 조심 안 하면 또 파열됩니다 157

15. 신경박리시술 말고 다른 시술은 어떤가요? 159

척추풍선확장술과 꼬리뼈내시경 레이저시술 159

고주파수핵감압술과 허리디스크 퇴행 160

고주파수핵감압술 + 신경성형술 162

허리디스크 수술 165

1. 허리디스크, 꼭 수술이 필요한 경우 167

2. 허리디스크 파열, 발목 완전마비, 빠른 수술이 제일 중요 170

3. 허리디스크 파열, 마미총증후군 173

4. 허리디스크 파열, 극심한 통증 176

5. 심한 척추관협착증 + 허리디스크 파열 179

6. 허리디스크 파열, 수술이 꼭 필요한데 이 악물고 참으면? 182

7. 신경공디스크수술, 엠알 마이엘로 검사가 중요한 이유 184

8. 허리디스크? 척추가 아니라 혈관 문제일 수도 190

9. 허리디스크 탈출: 내시경 치료, 내시경 수술, 내시경 제거? 192

10. 누원장이 내시경 수술을 선호하지 않는 이유 194

11. 내시경 수술 후 재발 197

12. 내시경 수술 합병증: 후복막강 혈종 201

13. 내시경 수술 후 합병증: 경련 발작 204

14. 허리디스크 파열, 꼭 내시경으로 제거해야 할까? 207

15. 허리디스크 재발, 연성고정수술로 막을 수 있을까? 209

누원장 치료 철학 211

1. 허리디스크는 내과적인 병 213

2. 허리디스크, 근본적인 치료? 214

3. 허리디스크 최신 치료기술 215

4. 허리디스크 치료의 신기술 216

5. 최신 수술기법으로 디스크를 잘 제거하면 명의인가요? 218

6. 십 년 전, 십 년 후 219

7. 허리디스크는 치료로 낫는 데 시간이 걸립니다 220

8. 최소침습 척추치료 222

9. 주변에서 다들 수술하지 말라는데 224

10. 내 몸이 내게 주는 안식월 226

허리디스크 운동/관리 227

1. 자고 일어났더니 허리가 무지하게 아프고 229

2. 허리디스크 진단 후 한 달, 운동을 조심해야 하는 이유 231

3. 유튜브 따라 운동했다가 허리디스크 파열! 233

4. 허리디스크에 좋은 운동은 유산소 운동이다 235

5. 걷는 사람 하정우 239

6. 오래 살려면 달리기보다 걷기 241

7. 허리디스크, 걷기 운동 올바르게 하는 법 245

8. 실내자전거 타기 247

9. 스텝퍼 248

10. 계단 오르기 251

11. 지하철에서 운동하기 253

12. 허리디스크 운동, 살살 시작해야 255

13. 멕켄지 신전운동 226

14. 허리디스크, 반드시 살을 빼야 하는 이유 259

15. 비만이 허리디스크에 미치는 나쁜 영향 260

16. 허리디스크, 오랜 시간 앉아서 일하면 단명할 수도 262

17. 지긋지긋한 허리디스크, 어떻게 관리해야 하나요? 264

마치며 266

참고 문헌 269

들어가며

"허리디스크 치료 문의하러 병원 다섯 군데를 가 보았습니다. 그런데 다섯 군데 병원에서 다 다른 이야기를 하네요."

이런 이야기하시는 분을 종종 봅니다. '허리디스크'라는 병은 일견 간단한 병 같지만 실은 천의 얼굴을 가진 병입니다. 허리디스크 치료도 간단하게 약을 복용하는 경우부터 나사로 고정하는 척추유합수술까지 여러 가지 방법이 있습니다. 의사 개인마다 병을 진단하는 관점이 다르며 치료 철학도 차이가 있습니다. 그래서 다섯 군데 병원을 가면 다섯 가지 다른 치료 방법을 듣게 되는 것이지요. 환자 입장에서는 병원에 다니면 다닐수록 더 헷갈리는 경우가 많습니다.

40대 A씨. 2주 전부터 갑자기 시작된 왼쪽 다리 방사통이 심합니다. MRI 검사

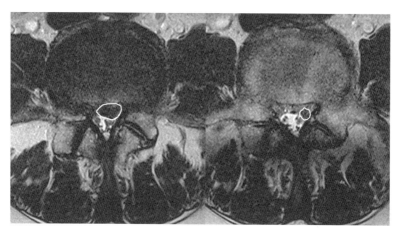

그림 1: 요추 4-5번 추간판 파열

후 나사로 고정하는 척추유합수술을 해야 한다고 듣고 오셨어요. 척추유합수술은 하기 싫어서 다른 치료 방법을 알아보러 오셨습니다. MRI 판독을 해보니 요추 4-5번에 급성 허리디스크 파열과 경미한 척추관협착증이 관찰됩니다. 요추 5-천추 1번은 분리증에 의한 척추전방전위증 소견이 보이네요. 통증이 상당히 심한 상태임을 고려할 때 A씨를 치료하는 방법은 세 가지로 요약할 수 있습니다.

1) 요추 4-5번과 요추 5-천추 1번 두 분절에 척추유합수술을 하는 방법
2) 요추 4-5번만 디스크 제거 수술을 하는 방법
3) 요추 4-5번에 신경박리시술을 시행하여 아예 수술을 피하는 방법

두 분절 척추유합수술을 시행하면 수술이 너무 커집니다. 수혈할 가능성이 높습니다. 수술이 크면 클수록 수술 후 합병증 가능성도 높아집니다. 수술 후 3개월간 보조기를 착용합니다. 인공 보형물이 들어가므로 허리 유연성이 떨어지겠죠. 나사로 고정하면 완벽할 것 같지만 실제로는 그렇지 않답니다. 수술 부위 위나 아래에 재발하는 경우를 흔하게 봅니다. 척추유합수술 후 A씨의 인생 방향이 상당히 달라질 수 있습니다.

누원장은 이렇게 접근해보았습니다. A씨가 아픈 지 2주밖에 안 되었습니다. 급성 이벤트가 생긴 것이죠. 이런 경우 척추관협착증이나 전방전위증보다 허리디스크 파열이 통증의 원인인 경우가 대부분입니다. MRI 소견도 척추관협착증이나 전방전위증은 경미하지만 허리디스크 파열은 매우 심각합니다. A씨는

통증을 호소하지만 비교적 잘 걷습니다. 다리에 마비 소견도 없습니다. 환자의 증상과 검사 결과를 종합해 볼 때 1) 통증의 주된 원인은 허리디스크 파열입니다. 2) 허리디스크 파열은 급성 병변입니다. 급성 허리디스크 파열이 통증의 주원인이라고 진단하면 치료 방향이 완전히 달라집니다. 누원장은 A씨에게 '수술을 급하게 할 이유가 없다'고 설명 드렸습니다. 척추유합수술 대신 국소마취하에 시행하는 시술(신경박리시술)을 해보자고 말씀드렸어요. 파열된 허리디스크는 비수술 치료를 시행하면 근본적으로 좋아지는 경우가 많기 때문입니다. 꼭 수술로 제거하지 않더라도요. 신경박리시술을 먼저 시행하고, 그래도 낫지 않으면 요추 4-5번만 신경감압수술을 하자. 이렇게 치료 계획을 설명했습니다. A씨는 결국 나사고정수술 대신 신경박리시술을 선택했습니다. 시술 후 통증이 호전되어 수술하지 않고 나왔답니다.

허리디스크 절대로 수술하지 마라, 허절수마. 이 책은 A씨의 사례처럼 **허리디스크를 수술하지 않고 비수술 치료로 고치기 위한 누원장의 진단과 치료 철학**에 대한 이야기입니다. 지금 책을 읽기 시작한 당신이 바라는 바로 그것에 대한 이야기이죠.

허리디스크 절대로 수술하지 마라, 허절수마. 이 책은 '허리디스크가 도대체 무엇인가요?' 이런 기본적인 질문에 대답하기 위해 쓴 책은 아닙니다. **허리디스크를 진단받고 수술을 권유받은 당신이 당장 수술을 피할 수 있도록 숨은 팁을 알려주는 실전서**입니다. 인생은 실전입니다. 지금 당신이 내리는 순간의 결정에 의해 앞으로 십 년, 이십 년 당신의 인생이 바뀌기도 한답니다. 허절수마,

이 책을 읽고 허리디스크라는 병을 정확하게 이해하고, 당신에게 맞는 최적의 치료를 선택한 후, 과감하게 치료를 진행하세요.

허리디스크 수술을 피하려는 당신에게 약간의 도움이라도 되었으면 하는 바람입니다.

2020년 11월, 뉴노멀 코로나 시대
선수촌병원 이동엽 원장(누원장) 드림

누원장의

허리디스크
절대로
수술하지
마라

시각통증점수, VAS score

'아프다', '많이 아프다', 또는 '아파서 죽겠다'. 허리 통증이나 다리 통증의 심한 정도를 이렇게 애매하게 표현하는 것보다 점수로 정량화하면 어떨까요? 환자분의 상태나 치료 효과를 파악하기가 훨씬 쉽고 정확하답니다. 아래 그림은 시각통증점수(visual analogue scale score, VAS score)라고 부르는 표입니다. 누원장의 외래 진료실에도

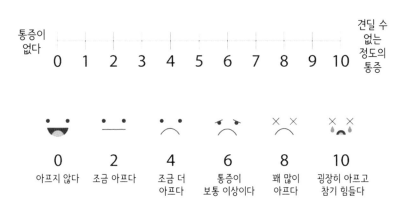

그림 2: 시각통증점수, VAS score

붙어있는 그림이죠. 표에 그려져 있는 얼굴 표정을 보고 나랑 비슷한 상태를 직관적으로 선택하면 됩니다.

'허리디스크 파열 환자가 시술 전에 죽을 것처럼 심하게 아팠는데 시술하고 나서 통증이 매우 좋아졌습니다.' 죽을 것처럼, 심하게, 매우. 이런 단어들을 사용하면 얼마나 아픈 건지 대략적인 감은 옵니다. 하지만 시술 전후 통증의 호전 정도를 정확하게 가늠하기 힘듭니다. 똑같은 내용을 VAS score를 이용해서 표현해 보았습니다. '허리디스크 파열 환자가 시술 전에 VAS 9점이었는데 시술 후 VAS 2점으로 호전되었습니다.'

VAS score를 기준으로 소통하는 것은 정확한 척추 치료의 시작입니다.

누원장의

허리디스크
기본 개념

누원장의

1. 허리디스크는 약해지면 딱딱해지고 금이 갑니다.

건강한 허리디스크는 말랑말랑한 떡 한 덩어리(수핵)가 질긴 주머니(섬유륜)에 쌓여있는 구조입니다. 마치 스프링이나 쿠션처럼 척추가 받는 충격을 흡수했다가 다시 배출합니다. 허리디스크가 약해지면 수핵에 수분이 마르면서 딱딱해집니다. 딱딱한 허리디스크는 MRI에서 까만색으로 보이고요. 딱딱한 디스크는 충격을 흡수/배출하지 못하고 충격을 그대로 받아들입니다. 결국 디스크 내부에 금이 가고 조각이 떨어져 나와요. 마치 말랑말랑한 떡이 마르면 딱딱해지고 갈라지며 부스러기가 떨어지는 것과 같습니다.

디스크 내부에 떨어져 나온 조각은 디스크를 싸는 주머니 안에서 돌아다닙니다. 무거운 물건을 들거나, 운동하다가 삐끗하거나, 자세가 안 좋거나, 잠을 잘 못자거나, 컨디션이 안 좋을 때 디스크 조각은 디스크를 싸고 있는 주머니를 찌릅니다. 그 결과 심한 허리 통증을 느끼게 됩니다. 신발 안에 작은 돌멩이 조각이 들어간 경우, 잘 걷다가도

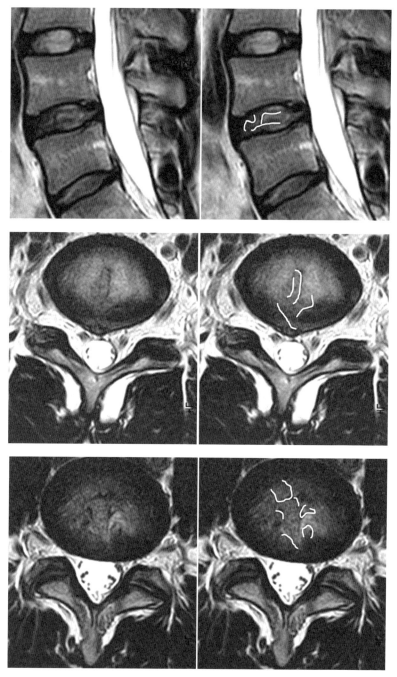

그림 3, 4, 5: 허리 통증이 심해서 MRI를 찍은 분입니다. 허리디스크 내부에 여러 방향으로 금이 가 있는 것을 확인할 수 있습니다.

돌멩이가 발을 찌르면 순간 심한 통증을 느끼게 되죠. 그런 상황과 비슷하다고 생각하면 이해하기 쉽습니다. 평소에는 허리가 안 아픈데 한 번씩 심한 허리 통증을 느끼는 분들 계시죠. 며칠 지나면 통증이 좋아지고요. 이런 통증이 여러 번 반복된다면 '허리디스크가 약해지고 디스크 조각이 떨어져서 자극하는 건 아닌가?' 의심할 필요가 있습니다.

떨어져 나온 디스크 조각은 순간 주머니를 찢으면서 밖으로 불룩 튀어나오기도 합니다. 이런 상황을 허리디스크 탈출이라 부릅니다. 디스크 조각이 주머니를 찢으면서 나오기 때문에 극심한 허리 통증을 느낍니다. 정말 꼼짝도 못할 정도의 허리 통증입니다. 탈출이 경미한 경우 허리만 아프고요. 탈출이 심한 경우 허리와 다리에 동시에 통증을 느낍니다. 허리가 먼저 아프다가 허리 통증이 좋아지면서 다리로 내려가는 경우도 많습니다.

디스크 조각이 주머니 밖으로 완전히 터져 나와 척추신경을 심하게 자극하는 경우를 디스크 파열이라고 부릅니다. 디스크 조각이 척추신경 가지를 심하게 자극하므로 대부분 허리보다는 다리에 극심한 방사통을 느낍니다.

병원에서 '허리디스크가 탈출되었다'고 진단받았습니다. 그럼 무엇을

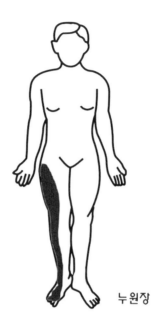

그림 6: 허리디스크 방사통

조심하고 어떻게 관리해야 할까요? 위에 말씀드린 내용을 이해하면 허리디스크 치료, 관리, 그리고 예방에 대한 정확한 대책을 세울 수 있습니다.

1. 치료 기간

허리디스크 탈출 진단 후 적어도 한 달은 열심히 치료하는 게 좋습니다. 비 온 뒤에 땅이 굳는 것처럼 균열이 생기고 불안정한 허리디스크가 어느 정도 굳고 안정되는 데 최소 한 달이 소요되기 때문입니다.

2. 통증

허리디스크 탈출 진단 후 이삼일 약만 먹었는데도 통증이 거의 다 사라지는 경우가 있습니다. '어 이거 별거 아니네?'라고 방심하기 쉬운데요. 통증은 빨리 좋아졌지만 실제 디스크 내부의 균열은 여전히 불안정한 상태입니다. 통증이 빨리 좋아지더라도 진단 후 적어도 한 달간은 조심해야 합니다.

3. 운동 시작 시기

허리디스크 탈출 진단 후 바로 운동을 시작하려는 분들이 많습니다. 진단 후 2주일 동안은 아무런 운동을 하지 마세요. 온전히 치료만 하세요. 균열이 간 허리디스크가 어설프게라도 굳으려면 최소 2주는 필요하기 때문입니다.

4. 헬스, PT, 코어 운동

허리디스크 진단을 받으면 허리 코어 근육 강화가 필요하다는 생각을 많이 합니다. 코어 근육 강화를 위해 헬스, PT, 코어 운동을 하는 분들이 많습니다. 매우 위험합니다. 균열이 가고 불안정한 디스크는 이런 운동으로 인해 균열이 심해지고 더욱 불안정해집니다. 운동하다가 통증이 갑자기 심해지기 쉽습니다. 심지어 운동 중에 허리디스크가 파열되기도 합니다.

5. 필라테스, 요가

허리를 꺾고 비트는 운동은 균열 간 디스크가 굳는 것을 방해합니다. 오히려 균열이 더 생기는 걸 조장할 수 있습니다. 피하는 게 상책입니다.

6. 걷기, 실내자전거 타기

걷기, 실내자전거 타기와 같이 재미없는 유산소 운동을 조심해서 천천히 시작하라고 하는 이유 아시겠죠. 균열이 간 허리디스크를 자극하지 않으면서 척추 기립근을 자연스럽게 강화시키는 운동입니다.

2. 허리디스크 초기 증상, 아침에 허리가 더 아픈 이유

낮에는 불편하지 않은데 새벽이나 아침에 허리에 통증을 느끼는 분들이 있습니다. 새벽에 허리가 아파서 잠에서 깬다거나, 아침에 허리가 아파서 일어나는 데 시간이 한참 걸립니다. 새벽이나 아침에 허리 통증을 느끼는 것은 전형적인 허리디스크 초기 증상입니다. 다음과 같은 증상을 느끼면 '내가 허리디스크 초기겠구나'라고 생각하세요. 늦기 전에 병원에 가서 진료를 받으시기 바랍니다.

허리디스크 초기 증상

1) 아침에 일어나면 허리가 많이 아프다.

2) 세수할 때 허리를 숙이기 힘들다.

3) 기침하면 허리가 울린다.

4) 허리가 한 달 이상 계속 아프고 치료해도 안 낫는다.

5) 허리가 아프면서 엉덩이도 살짝 불편하다.

6) 허리가 아프면서 다리가 살짝 저리다.

7) 날이 흐리거나 눈비가 오면 허리가 뻐근하다.

8) 앉았다 일어날 때 허리를 펴기 힘들다.

그런데 왜 낮에는 괜찮은데 새벽이나 아침에만 허리가 아플까요?

"낮에는 우리가 막 돌아다니고 움직이기 때문에 허리에 혈액 순환이 원활하게 이루어집니다. 하지만 밤에 잘 때는 가만히 누워있습니다. 아무래도 낮에 활동할 때보다 허리에 혈액 순환이 떨어지겠죠. 결국 잘 때 허리에 혈액이 정체되는 울혈(blood congestion) 상태가 만들어집니다. 혈액 정체로 인한 울혈이 탈출된 허리디스크를 자극하여 새벽이나 아침에 심한 허리 통증을 느끼는 겁니다."

예전에는 제가 이렇게 설명했습니다. 이게 얼핏 들으면 맞는 말 같으면서도 가만히 생각해보면 맞지 않는 이야기이거든요. 누워있으면 혈액 순환이 안 되고 혈액이 정체된다? 그럼 일주일 정도 꼼짝도 안 하고 누워있으면 혈액 순환이 전혀 안 되니까 허리에 피가 안 통해서 썩을까요? 좀 말이 안 됩니다. 다른 이유를 생각해보면,

"우리가 잘 때 가만히 똑바로 누워서 자는 것 같지만, 실은 엎치락뒤치락 엄청나게 움직이고 돌아눕습니다. 엎치락뒤치락, 이렇게 돌아누울 때 약한 허리디스크가 충격을 받을 수 있습니다. 약한 디스크는 허리를 앞으로

꺾거나 옆으로 비트는 자극에 가장 취약하기 때문이지요. 잠을 잘못 자고 나면 약한 허리디스크가 밤새 충격을 받아서 아침이나 새벽에 허리가 더 아플 수 있을 것 같아요."

이런 설명에 더 수긍이 갑니다. 어쨌거나, 아침에 일어날 때 허리가 많이 아프면? 허리디스크 초기를 꼭 의심하세요.

3. 허리 통증, 허리디스크 파열의 전조증상일 수도

평소에 건강하다고 자신했는데 어느 날부터 갑자기 허리 통증이 반복된다면, 허리디스크 탈출이 임박했다는 '경고 신호'는 아닌지 의심해야 합니다. 특별한 일도 없었는데, 아침에 일어나보니, 의자에서 일어나다가, 양치하느라 허리를 숙이는데, 차에서 내리다가, 오래 운전을 한 후, 가벼운 화분을 옮기다가, 허리를 뜨끔하며 한 번도 경험하지 못했던 허리 통증을 느낍니다. 허리를 숙이기 힘들고, 허리에 힘이 들어가지 않고, 서 있기도 앉기도 힘들다면 허리디스크가 탈출되었을 가능성이 높습니다. 기침할 때 허리가 울리고, 다리가 살짝 저리며, 아픈 부위를 손으로 눌러도 전혀 통증이 없다면, 허리 통증의 원인이 허리디스크 탈출일 가능성이 95% 이상입니다. 허리디스크가 약해지면 디스크 조각이 떨어져 나오는데 이 조각이 허리디스크를 싸는 섬유륜을 찢으면서 밖으로 튀어나옵니다(탈출됩니다). 이 과정에서 갑작스러운 허리 통증을 느끼는 것이죠.

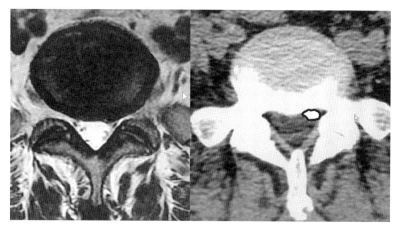

그림 7: MRI 검사에서는 디스크 탈출이 심하지 않았는데(좌측) 두 달 후 시행한 CT 검사에서 허리디스크 파열이 새로 생겼습니다(우측).

허리 통증은 순간적이고 비교적 경미한 경우가 대부분입니다. 병원에 가려고 하면 통증이 좋아져서 잊어버리기 쉽습니다. 근육통이나 담으로 생각하고 대수롭지 않게 여기기 쉽고요. 수개월 후 통증이 반복되고 또 지나갑니다. 그러다가 어느 날 갑자기 허리디스크가 탈출됩니다. 심하면 파열되기도 하고요. 심각한 상황이 발생한 후에 병원을 찾으면 이미 늦은 경우가 대부분입니다. 평소에 느끼지 못하던 허리 통증이 자꾸 반복되면 근육통이나 담이라고 가볍게 생각하지 마세요. 병원에 가서 진료 보고 검사도 해보세요. 미리 치료를 받고 관리하시기 바랍니다. '소 잃고 외양간 고친다.' 무슨 말인지 아시죠? 뒤늦게 후회해도 소용없는 경우가 대부분입니다.

30대 A씨. 갑자기 허리와 엉덩이가 아파서 MRI 검사를 했습니다. MRI 소견은 허리디스크 탈출인데 심하지 않다고 들었습니다. 두 달이 지난 어느 날 갑자기 왼쪽 다리에 전기가 번쩍 하더니 심한 통증이 다리를 따라 쭈욱 내려갑니다. 앉기도 힘들고 눕기도 힘듭니다. 통증이 심해서 잠을 설치는 상태로 내원하셨습니다. CT 검사를 해보니 디스크가 파열되어 흘러내렸습니다. 두 달 전 경험했던 허리 통증은 허리디스크 파열을 예고하는 '경고 신호'였던 것이죠. 갑작스런 허리 통증을 대수롭지 않게 여기면 안 되는 이유입니다.

A씨에게 신경박리시술을 집도했습니다. 시술 직후부터 통증이 많이 호전되어 수술하지 않고도 치료가 가능했습니다.

4. 허리 통증, 적극적으로 치료해야 하는 이유

모든 병은 초기에 적극적으로 치료하지 않으면 병을 키울 수 있습니다. 허리 통증도 대수롭지 않게 생각하고 방치했다가 만성 요통으로 악화되는 경우를 종종 봅니다. 평소에 경험하지 못하던 심한 허리 통증을 느낀다면, 통증의 원인을 찾는 것이 가장 중요합니다. 단순한 근육통인지? 아니면 허리디스크의 문제인지? 원인을 정확히 알아야 제대로 된 치료가 가능하기 때문이죠. 아픈 부위를 손으로 꾹 눌렀을 때 자지러지게 심한 통증이 느껴지면 '근육통', 꾹 눌러도 무덤덤하거나 시원하다면 허리디스크가 원인일 가능성이 높답니다.

평생 살다 보면 허리 한두 번 아파 보지 않은 사람이 없다고 하죠. 그래서 허리 통증을 대수롭지 않게 생각하고 '시간이 지나면 저절로 낫겠지' 하며 방치하는 경우가 많습니다. 심한 허리 통증이 3개월 이상 지속되면 '만성 허리 통증'이라고 부릅니다. 허리 통증이 1년 이상 지속되면, 뒤늦게 적극적인 치료를 시작해도 효과가 없는 경우가 많습니다. 통증이

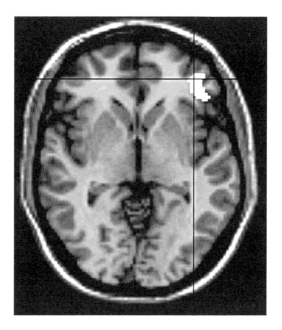

그림 8: functional MRI

만성화되면 허리뿐만 아니라 우리 몸 전체에 나쁜 영향을 줍니다. 오랫동안 심한 허리 통증으로 고생한 분들은 얼굴 인상이 심하게 찌그러지고 피부도 매우 거칩니다. 만성 허리 통증은 심지어 우리의 뇌에도 심각한 영향을 미칩니다. 만성 허리 통증으로 인한 나쁜 자극이 뇌에 반복적으로 전달되면 뇌의 특정 부위가 쪼그라드는 '뇌 위축'

현상이 발생합니다.

Apkarian 등은 만성 허리 통증으로 1년 이상 고생한 사람들과 건강한 사람들의 뇌 상태를 비교했습니다.[1] 만성 허리 통증 환자는 정상인에 비해 대뇌 회백질(gray matter)의 용적이 5~11% 적었습니다. 젊은 청년의 뇌는 MRI를 찍어보면 탱탱합니다. 반면 70대 노인의 뇌는 젊은 청년에 비해 쭈글쭈글하며 전체적인 뇌 용적도 감소되어 있습니다. 슬픈 사실이지만 나이를 먹으면서 생기는 자연스러운 뇌의 변화입니다. 그런데 만성 허리 통증 환자의 뇌는 건강한 사람들의 뇌보다 10~20년 정도 더 나이 든 것처럼 쪼그라져 있었습니다. 허리 통증을 단지 1년간 방치했을 뿐인데 뇌가 10년도 더 늙어버린 겁니다. 이렇게 뇌가 쪼그라드는 현상은 전전두엽(prefrontal lobe)과 시상(thalamus)이라는 부위에서 가장 현저하게 나타났습니다. 저자들은 만성 허리 통증이 치료로 좋아지면 뇌 위축도 좋아질 것으로 추정합니다. 하지만 만성 허리 통증으로 너무 오랫동안 고생한다면? 치료를 해도 뇌가 완벽하게 정상으로 못 돌아올 수도 있겠지요.

허리 통증을 대수롭지 않게 여기고 방치하면 큰코다칠 수 있습니다. 허리 통증을 초기에 적극적으로 잡아야 하는 이유, 이제 잘 아시겠죠?

5. 허리디스크 치료, 정확한 진단이 가장 중요

50대 A씨. 2주 전 허리를 삐끗한 후 통증이 생겼습니다. 허리 통증과 오른쪽 다리 통증이 매우 심합니다. 약을 복용하고 물리치료를 하고 또 신경주사도 맞아보았지만 전혀 효과가 없답니다. MRI 검사를 시행하니 요추 5-천추 1번 신경공외측에 디스크가 심하게 탈출되었습니다. MRI 검사를 통해 어느 부위에 디스크가 탈출되어 어떤 신경을 누르고 있는지 정확하게 진단했었습니다. 통증이 심하고 신경압박도 심한 상태라 비수술 치료인 신경박리시술을 시행하였습니다. 디스크 병변 부위에 특수 카테터를 정확히 도달시킨 후 시술을 성공적으로 시행하였습니다. 시술 한 달 후에 내원하셨는데 허리 통증과 다리 통증이 90% 이상 좋아졌습니다.

심한 허리디스크라도 통증이 견딜 만하거나 다리에 마비가 없다면

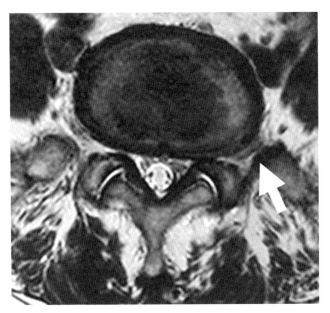

그림 9: 요추 5-천추 1번 신경공외측 디스크 탈출

약 복용, 물리치료, 도수치료, 그리고 신경주사치료 등의 비수술 치료를 먼저 시행합니다. 이런 치료에 반응이 없는 경우 신경박리시술을 고려하게 됩니다. 시술 여부는 환자분의 상태, MRI에서 디스크의 심한 정도, 그동안의 치료 경과를 종합해서 판단합니다. 이 과정에서 가장 중요한 것은 정확한 진단을 받는 것입니다. 정확한 진단을 해야 최선의 치료가 가능하고, 이는 최상의 결과로 이어지기 때문입니다.

6. 엑스레이, CT로 허리디스크 진단이 위험한 이유

엑스레이나 CT만 찍고 허리디스크라고 진단하는 경우가 종종 있습니다. 결론부터 말씀드리면 상당히 위험합니다. 왜 그런지 예를 들어볼게요.

40대 A씨. 두 달 전부터 새벽에 허리와 양쪽 엉덩이에 심한 통증을 느껴 잠을 깹니다. 계속 아프고 조금씩 더 통증이 심해지고요. 엑스레이는 정상입니다. 같은 환자의 CT 소견을 보겠습니다. 요추 4-5번에 경미한 허리디스크 탈출증이 보입니다. 약 복용과 물리치료만 해도 잘 나을 것 같네요. 통증이 심하다면 신경주사치료나 시술 같은 비수술 치료로 좋은 결과를 기대할 수 있는 사진입니다.

마지막으로 MRI 소견을 확인해볼게요. MRI 검사를 보니 요추 4번 신경주머니 안에 이상한 병이 보입니다. 조영제를 주입한 후 다시 MRI를 찍으니 양성 종양(혹)이 발견되었어요. 종양이 신경을 심하게

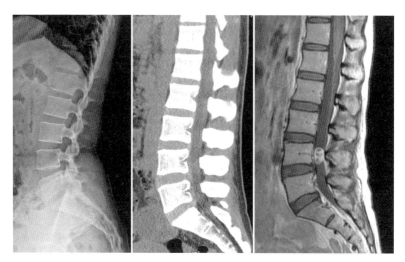

그림 10: (왼쪽) 엑스레이는 정상입니다. (가운데) CT 검사는 요추 4-5번에 경미한 디스크 소견입니다. (오른쪽) MRI 검사 결과 양성 척추 종양이 발견되었습니다.

누르고 있어 빨리 수술로 종양을 제거해야 하는 상태입니다. 이 분을 엑스레이만 찍고 치료했다면? 엑스레이와 CT만 찍고 치료했다면? 의사는 오진을 했을 것이고요. 환자분은 통증과 마비가 진행되어 후유증으로 고생했을 겁니다.

정확한 진단을 내려야 최선의 치료가 가능하고, 이는 최상의 결과로 이어집니다. 엑스레이나 CT만으로 허리디스크를 진단하고 치료하는 것이 위험한 이유입니다.

7. 허리디스크, MRI 찍으면 무조건 수술?

MRI 찍으면 무조건 수술할 줄 알고 겁나서 안 찍는 경우를 간혹 목격합니다. 저를 비롯한 의사들의 잘못이라고 생각합니다. 얼마나 MRI 찍고 나서 수술하라는 이야기를 많이 했으면 그럴까요?

사실은 많이 아플 때 MRI를 찍으면 수술 또는 시술 처방이 나올 수밖에 없겠지요. 많이 아프기 전에, 통증이 예전과 다르거나 오래가거나 잘 낫지 않거나, 어쨌거나 뭔가 좀 이상할 때 미리 MRI를 찍어야 수술하지 않고 치료로 나을 수 있습니다. 초기에, 늦기 전에 발견하면 치료로, 운동으로, 관리로, 수술하지 않고, 건강하게 생활할 수 있습니다. 그러니까 MRI 찍는다고 무조건 수술해야 하는 건 절대로 아니랍니다.

누원장의

허리디스크
치료

1. 허리디스크, 가장 중요한 치료원칙 한 가지

'아플 때는 열심히 치료하고, 통증이 좋아지면 운동을 시작합니다.'

허리디스크 치료 원칙 중에 가장 중요한 포인트입니다. 아플 때 치료하고 통증이 좋아지면 운동해야 하는데요. 실상은 거꾸로 하는 분들이 많습니다. 아플 때 자꾸 운동하려고 합니다. 통증이 호전되면 안 아프니까 그리고 바쁘니까 운동을 소홀히 합니다. 안 아프다고 내버려 두면 허리디스크는 계속 더 약해집니다. 일이 년 지나면 통증이 재발하고 다시 병원을 찾게 됩니다. 허리디스크가 더 심해져서 난감한 상황을 경험하는 것이죠.

반드시 '아플 때는 열심히 치료하고, 통증이 좋아지면 운동을 시작합니다.' 이 원칙만 잊지 않으면 허리디스크 재발을 막을 수 있습니다. 건강하고 즐겁게 생활할 수 있답니다.

2. 허리디스크, 90%는 치료로 낫고 10%는 수술이 필요하다?

'**허리디스크의 90%는 치료로 낫고 10%는 수술이 필요하다**'고 이야기하곤 합니다. 저도 그런 줄 알았습니다. 경험과 연륜이 쌓이면서 **수술이 꼭 필요하다고 알려진 10%도 비수술 치료를 적극적으로 하면 수술을 피할 수 있다**는 사실을 알게 되었습니다. 수술을 해야 할 정도로 심한 환자 중 85%가 비수술 치료 후 수술을 피하더군요.(누원장 개인 데이터로 척추학술대회에서 수차례 발표했습니다). 10%×0.85 하면 8.5%의 환자가 그렇게 수술을 피합니다. **허리디스크 환자 100명 중 90+8.5, 98.5명은 수술하지 않고 치료가 가능하며 반드시 수술이 필요한 환자는 단지 1.5명뿐**이라는 결론에 도달하게 됩니다. 신경외과 전문의 자격증을 취득하고 20년 지나면서 얻은 깨달음입니다.

'**도대체 왜 허리디스크만 보면 고주파로 지지고 레이저로 깎아내고 내시경으로 제거하려고만 하는지?**'

수술하고자 생각하면 다 수술할 환자로 보이고 치료로 낫게 하겠다고 맘먹으면 어떻게든 치료할 방법이 보이더군요. 많은 환자분을 치료하며 환자들에게서 배운 저의 개인적인 경험이며 치료 철학입니다.

3. 허리디스크, 꼭 제거해야 하나요?

20대 A씨. 갑자기 허리가 아프기 시작하더니 한 달이 지나도 허리 통증이 낫지 않습니다. 게다가 오른쪽 다리에도 살짝 저림이 느껴집니다. 아무래도 뭔 일이 생겼지 싶어서 가까운 병원을 방문했습니다. 허리 MRI 검사를 했는데 요추 5-천추 1번 허리디스크가 탈출되었고 상태가 심각하다고 하네요. 허리가 아파서 신경이 쓰이지만 생활하는 데 큰 지장은 없고요. 아직 치료는 한 번도 해보지 않았습니다.

누원장이 퀴즈를 한 번 내보겠습니다. **"A씨의 탈출된 허리디스크를 어떻게 치료하면 좋을까요?"** 아래 네 가지 보기 중에서 답을 골라보세요.

1) 내시경레이저수술
2) 꼬리뼈내시경레이저시술
3) 고주파수핵감압술
4) 척추풍선확장술

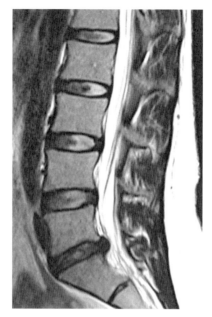

그림 11: 요추 5-천추 1번 허리디스크 탈출

허리디스크 치료에 어디 정답이 있겠습니까만, 누원장의 생각을 말씀드리면 다음과 같습니다. **"1~4번, 네 가지 치료 중에 아무것도 하지 마세요."** 허리디스크가 탈출되었지만 MRI에서 탈출 정도가 심하지 않습니다. 허리 통증도 일상생활이 충분히 가능한 정도이고요. 무엇보다도 중요한 사실은 아직 아무런 치료도 해보지 않았다는 겁니다.

먼저 '내시경레이저수술'부터 살펴볼까요? 국소마취하고 절개하지 않고 탈출된 허리디스크를 내시경으로 간단하게 제거한다는 장점이 있습니다. 하지만 시술, 즉 비수술 치료가 아니라 '수술'입니다. 허리디스크는 심각한 마비가 생기거나 견딜 수 없는 심한 통증이 계속되는 경우에만 수술을 시행합니다. 내시경이라고 가볍게 생각하고 수술을 결정했다가 큰코다칠 수 있습니다. 두 번째 '꼬리뼈내시경레이저시술'. 국소마취하고 꼬리뼈로 내시경을 넣어서 탈출된 디스크를 눈으로 보면서 레이저로 제거하는 방법인데요. 디스크를 왜 자꾸 레이저로 제거하려고만 할까요? 탈출된 허리디스크는 굳이 제거하지 않더라도 치료가 잘 된답니다. 세 번째, '고주파수핵감압술'. 시술이 대중화되면서 수년 전부터 유행하는 치료입니다. 디스크를 고주파로 지지고 건드리기 때문에 개인적으로 선호하지 않는 치료 방법입니다. 마지막으로 '척추풍선확장술'. 척추관협착증 치료하겠다고 개발한 시술을 왜 허리디스크 치료에 사용하는지? '귀에 걸면 귀걸이, 코에 걸면 코걸이'인가요? 참 난감합니다.

누원장은 A씨 같은 경우, 우선 약물치료, 물리치료, 또는 도수치료를 처방합니다. 적어도 일주일 정도는 기본적인 치료부터 시행해봅니다. 통증이 꽤 심하면 신경주사치료를 동시에 시행하고요. 통증이 너무 심하거나 허리디스크가 파열된 경우에는 신경박리시술을 바로 시행하기도 합니다. 허리디스크는 저절로 흡수되고 '자연 치유'되는 경우가 많습니다. 그러니까 허리디스크는 내시경, 레이저, 또는 고주파 등을 사용해서 굳이 제거하거나 건드리지 않더라도 치료로 도와주면 잘 낫는다는 겁니다.

허리디스크는 탈출되더라도 적절한 치료로 도와주면 디스크가 서서히 흡수됩니다. 마치 풍선에 바람이 빠지면서 쭈글쭈글해지는 것과 비슷한 현상이 우리 몸 안에서 일어난답니다. 인체의 신비로운 자연 치유 반응 중 하나입니다.

4. 허리디스크 치료, MRI만 가지고 결정하면 안 되는 이유

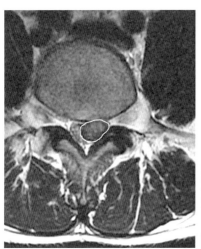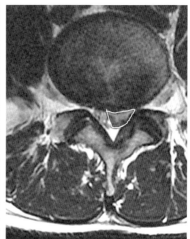

그림 12: 심한 허리디스크 파열

허리디스크 파열 사진입니다. MRI만 보면 심한 허리디스크 파열이라 반드시 수술이 필요해 보입니다. 하지만 MRI 검사의 당사자는 약간 불편하지만 잘 걸어 다니고 직장 근무도 무리 없이 하고 있습니다. 비슷한 MRI 소견인데도 물리치료만 하고 좋아지는 사람도 있고, 반면 긴급하게 수술을 필요로 하는 사람도 있습니다. 허리디스크 치료 방법을 절대 MRI 검사만 가지고 판단하면 안 되는 이유이지요. MRI 사진만 가지고 치료 방법이나 수술 여부를 판단한다면 의사보다 인공지능 로봇이 결정하는 게 더 정확하겠죠. MRI 소견과 환자의 증상을 종합해서 당사자에게 꼭 맞는 치료 방법을 선택해야 합니다. 그래서 척추전문 의사가 필요한 겁니다.

허리디스크의 진단과 치료가 절대 쉽지 않은 이유입니다. 나에게 맞는 병원을 선택하기가 더더욱 어려운 거고요.

5. 허리디스크는 항염증 치료를 하면 잘 낫습니다.

허리디스크가 탈출되면 우리 몸은 즉각적인 면역반응을 통해 탈출된 디스크가 흡수되도록 유도합니다. 체내에서 분비된 cytokine과 기타 면역 물질들이 탈출된 디스크를 공격하면서 동시에 척추신경도 자극합니다. 탈출된 디스크와 면역물질에 자극된 척추신경은 퉁퉁 부어오릅니다. 허리디스크가 탈출되어 신경을 압박하고, 이차적인 면역반응으로 인해 신경이 퉁퉁 부어서 허리와 다리가 아픈 것이죠. 이런 힘든 과정을 잘 견디고 버텨내면 백혈구가 탈출된 디스크를 잡아먹습니다. 탈출된 디스크가 서서히 흡수되기 시작합니다. 탈출된 허리디스크가 흡수될 때까지 대개 수개월이 소요됩니다. 문제는 그 기간 동안 고통을 참기가 매우 어렵다는 사실입니다.

자연 치유될 때까지 신경이 버티고 우리 몸이 버티도록 적극적으로 도와주는 치료가 바로 항염증 치료(anti-inflammatory treatment)입니다. 항염증 치료라고 해서 어려운 치료가 아니고요. 여러분이 다들 잘 아는 치료입니다.

1) 약물 복용
2) 물리치료/도수치료
3) 신경주사치료
4) 신경박리시술
(디스크에 손을 대거나 디스크를 제거하는 시술은 항염증 치료에 해당되지 않습니다.)

한때 내시경레이저수술이 우리나라에서 선풍적인 인기를 끌었습니다. 지금도 여러 병원에서 많이 하고 있고요. 예전에는 디스크가 탈출되면 전신마취하고 크게 째고 수술했습니다. 내시경레이저수술은 부분마취하에 최소 절개하고 탈출된 디스크를 제거합니다. 의사들도 선호하고 환자분들도 좋아했습니다. 그런데 이 수술 방법이 널리 퍼지면서 한 가지 중대한 변화가 생깁니다. 내시경레이저로 손쉽게 치료가 되니까, 항염증 치료를 하면 자연 치유될 디스크를 자꾸만 내시경레이저수술로 고쳤던 것이죠. 내시경레이저수술도 결국 수술입니다. 얼굴 성형 수술 우습게 알고 받았다가 후유증으로 고생하는 사례를 TV에서 많이 보잖아요? 내시경레이저수술도 마찬가지입니다. 수술 후 재발, 염증, 신경손상, 만성 허리 통증과 같은 수술 부작용으로 고생하는 분들이 적지 않습니다.

누원장은 요즘 이렇게 치료하고 있습니다. 허리디스크가 탈출되면 항염증 치료를 먼저 시작합니다. 환자분의 상태에 따라 약물 복용부터 시작해서 신경박리시술로 갈 수도 있고요. 반대로 신경박리시술을 먼저 시행하고 약물 복용으로 거꾸로 내려갈 수도 있습니다. 이런 항염증 치료를 시행하면 97~98% 정도의 환자분들이 자연 치유됩니다. 내시경레이저수술로 디스크를 제거하지 않고서도 말이지요(물론, 내시경레이저수술이 꼭 필요한 경우도 제한적으로 있습니다). 적극적인 항염증 치료에도 전혀 호전되지 않거나 또는 심각한 마비가 생긴 분들은 현미경디스크수술을 시행하여 근본적으로 치료합니다.

탈출된 허리디스크를 간단하고 손쉽다고 성급하게 내시경으로 제거하지 마세요. 조금 시간이 걸리더라도 항염증 치료를 열심히 해서 자연 치유되도록 유도하시기 바랍니다. Save the disc! 허리디스크를 살립시다.

6. 심한 허리디스크 탈출, 비수술 치료를 해도 괜찮을까?

허리디스크 진단을 받으면 이런 고민을 많이 하시죠. 누원장은 가능하다면 허리디스크는 수술 대신 비수술 치료로 고치고 있습니다. 개인적으로 10여 년 전에 수술하던 환자의 85%를 요즘은 비수술 치료로 고치고 있답니다. 허리디스크는 태생적으로 탈출되는 순간부터 바로 자연 흡수 과정으로 들어갑니다. 하지만, 탈출된 디스크의 크기가 크고 신경을 심하게 압박한다면 자연 흡수로는 한계가 있겠지요. 이런 경우에 비수술 치료를 시행해서 적극적으로 치료해주면 디스크가 잘 흡수되고 통증도 좋아진답니다.

'갑자기 다리에 심한 방사통이 생겨서 MRI를 찍어보니 허리디스크가 탈출되어 신경을 심하게 압박하고 있단다. 허리디스크가 너무 심해서 수술을 해야 한다는데, 정말 수술을 꼭 해야 하는 걸까? 웬만하면 수술은 하고 싶지 않은데 비수술 치료를 해도 잘 나을까? 치료하다가 안 돼서 뒤늦게 수술하고 후유증까지 남으면 어떻게 하나?'

2010년 Ann R Coll Surg Engl 라는 의학 학술지에 Benson 등이 이런 고민에 대한 연구를 시행했습니다.[2] 신경관을 50% 이상 압박하는 심한 허리디스크 탈출, 이로 인해 심한 다리 방사통을 호소하지만 처음보다는 다리 통증이 좋아지고 있는 환자 37명을 대상으로 시행한 연구입니다. '수술하지 않고 보존치료만 해도 허리디스크가 잘 흡수되고 통증도 좋아지는지'를 무려 7년간 관찰하였습니다. 우리가 기대하는 것처럼 허리디스크는 잘 흡수되었고 통증도 많이 좋아졌습니다. 연구를 시작하고 2년 후(평균 23.2개월) 83%의 환자에서 통증이 완전히 좋아졌습니다. 2년 동안에 수술이 필요했던 경우는 네 명뿐이었습니다. 환자의 기능적인 상태를 나타내는 ODI 점수는 58%에서 15%로 매우 호전되었습니다. 추적 MRI 검사 결과 탈출된 디스크의 크기가 처음에 비해 평균 64%나 줄어들었습니다. 7년 추적 결과 보존치료를 시행한 환자의 90%에서 만족스러운 결과를 보였습니다. 반면, 수술한 그룹은 50%에서만 만족스러운 결과를 보였습니다.(7년 추적 결과는 통계적으로는 유의하지 않습니다.) 허리디스크가 탈출되면 그 부위에 혈관이 새로 생기고(neovascularization) 혈관을 통해 이동한 대식세포(macrophage)가 디스크를 잡아먹게 되는데요. 이런 작용으로 디스크의 크기가 줄어들고 통증도 호전된다고 설명합니다.

발목에 완전 마비가 생겨서 절룩절룩한다면, 마미총증후군으로 소변을 잘 못 본다면, 근본적인 치료인 수술을 시행해서 신경을 압박하는 허리디스크 조각을 제거해야 하겠죠. 탈출된 디스크가 심하지만 하루 이틀 또는 일이 주 지나면서 통증이 조금씩 나아지고 있다면, 적극적인 비수술 치료를 먼저 하기를 추천합니다. 어떻게든 수술은 꼭 피하고 싶다면 말이죠.

7. 허리디스크, 절대로 수술하지 마라

허리디스크를 수술하지 않고 고칠 수 있는 이유는 무엇일까요? 허리 디스크는 연골입니다. 연골은 탈출/파열되어도 흡수가 잘 됩니다. 그래서 '비수술 치료를 먼저 시도해보고 그래도 안 된다!', 이런 경우만 선별적으로 수술을 시행하는 것이지요. MRI 소견이 심하니까 일단 수술! 큰일 날 수 있으니까 빨리 수술! 이렇게 하지 않더라도 비수술 치료로 고치는 경우가 정말 많습니다. 누원장이 치료한 사례를 한 번 볼까요?

50대 A씨. 운동하다가 허리를 삐긋한 후 다리가 살살 아팠습니다. 토요일 아침에 일어났는데 왼쪽 허벅지가 너무 아파서 도저히 앉지도 눕지도 못할 정도입니다. 휠체어를 타고 외래 진료실에 들어오셨어요. 통증이 너무 심해서 안절부절못합니다. 다행히 다리 힘은 정상이네요. 바로 누워있기 힘들어서 무통 주사를 달고 MRI 검사를 시행했습니다.

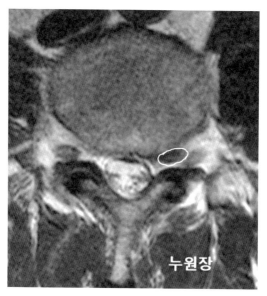

그림 13: 요추4-5번 신경공디스크 파열

MRI 검사 결과 요추 4-5번 왼쪽 신경공에 디스크가 파열되었습니다. 파열된 디스크 조각이 4번 신경을 자극하기 때문에 허벅지 앞이 많이 아팠던 거죠. 환자가 너무 아파하니까 빨리 응급수술을 해야 하지 않나요? 이런 생각을 할 수 있습니다. 하지만, 저는 수술 대신 무통주사를 맞고 토요일, 일요일 이틀간 안정하도록 처방했습니다. 월요일 아침에 상태를 보고 치료 방법을 결정하기로 한 거죠. 주말 동안 무통주사를 맞았는데도 진짜 미칠 것처럼 계속 아프다, 그러면 수술을 하는 게 맞습니다. 주말이 지나고 나니 여전히 아프지만 그래도 처음보다는 낫다, 그러면 시술이 좋은 치료 방법이 됩니다. 주말이 지나고 나니 거의 안 아프다, 너무 좋아졌다, 약 복용과 물리치료만으로도 충분합니다. 월요일 아침, 출근해서 환자분 상태를 보니 통증이 정말 극적으로 좋아졌습니다. 거의 통증을 못 느낀다고 하네요. 약 복용과 물리치료를 하루 더 시행했습니다. 통증이 호전된 상태가 잘 유지됩니다. A씨는 퇴원하고 통원 치료를 하도록 지시했습니다.

허리디스크는 치료만 적절하게 해주면 잘 흡수됩니다. 가능하다면 바로 수술하는 것보다는 비수술 치료를 먼저 하기를 추천합니다. 수술하지 않고 낫도록 최선을 다해 치료해보는 것이죠.

8. 치료하면 탈출된 디스크가 다시 들어가 나요?

허리디스크가 심하지 않은 경우 치료를 열심히 하면 잘 낫는 경우가 대부분입니다. 그런데 치료를 잘하면 탈출된 허리디스크가 다시 디스크 내부로 들어갈까요?

탈출된 디스크는 다시 디스크 내부로 들어가지는 않는답니다. 치료를 열심히 하면 우리 몸속에 있는 백혈구가 활성화됩니다. 활성화된 백혈구가 탈출된 디스크를 잡아먹습니다. 그 결과 탈출된 디스크의 크기가 확연하게 작아지거나 또는 소멸됩니다. 풍선에 바람이 가득 차서 터지기 직전의 상태로 빵빵하다고 생각해 봅시다. 허리디스크 탈출 직후가 이런 상태입니다. 시간이 지나면 바람이 약간씩 빠지면서 풍선이 쭈글쭈글해지죠. 풍선 내부의 압력도 많이 줄어듭니다. 치료하면서 통증이 좋아진 상태입니다. 치료 후 통증이 많이 좋아졌다면 굳이 작아진 디스크를 수술로 제거하지 않아도 됩니다. 평생 잘 지내는 경우가 대부분입니다. 허리디스크 치료는 '터지기 직전의 풍선이 시간이 지나면서 바람이 빠지고 크기가 작아질 때까지' 여러분이 버티도록 도와주는 역할을 한답니다.

치료 후 증상은 좋아졌지만, MRI 검사에서 탈출된 허리디스크의 크기에 변화가 없는 경우도 종종 있습니다. 탈출된 디스크의 껍데기는 유지되지만, 속 알맹이는 대부분 소멸된 상황입니다. 탈출된 부분의 크기는 비슷해 보이지만 실제로 신경을 압박, 자극하는 효과는 거의 사라진 것이죠.

탈출된 허리디스크를 가장 빠르게 근본적으로 없애는 방법은 수술입니다. 하지만 모든 탈출된 허리디스크를 수술로 고칠 필요는 없습니다. 허리디스크의 심한 정도를 상, 중, 하로 나눌 수 있겠죠. 본인의 병이 '하' 또는 '중' 정도이고, 치료하면서 통증이 많이 좋아졌다면? 지금 잘 낫고 있는 것이니 안심하시기 바랍니다. 물론 '내가 치료로 낫는 게 가능한 상태인지?'는 척추전문 의사와 직접 상담해야겠지요.

9. 허리디스크 탈출, 극심한 통증, wait and see

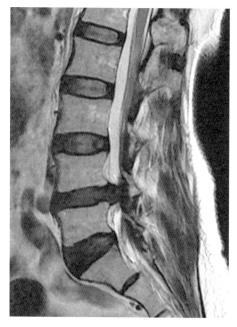

그림 14: 요추 4-5번 추간판탈출증

극심한 허리 통증과 엉덩이 통증으로 보름 동안 고생하신 분입니다. 토요일에 누원장 외래로 방문하셨어요. MRI 검사를 시행했습니다. 요추 4-5번에 심하게 허리디스크가 탈출된 상태. 너무 아파서 안절부절

못하십니다. 토요일이고 외래 진료도 끝나가고 누원장도 집에 가서 쉬어야 하고. 일단 입원해서 주말 동안 수액 주사를 맞으면서 안정하도록 처방했습니다. 월요일 아침에 환자분의 컨디션을 보고 치료 방법을 결정하기로 이야기했습니다. 입원할까 말까 고민하기에 무조건 입원하시라고 말씀드렸어요.

월요일 아침 회진 돌 때 가보니 침대에 앉아서 방글방글 웃으시네요. 제가 별로 해드린 것도 없는데 이틀 사이에 통증이 너무 많이 좋아졌습니다. 급성 허리디스크는 차분하게 이삼일 치료하며 기다리면 좋아지는 경우가 많습니다. 그런 사실을 잘 알기 때문에 급하게 서두르지 않고 기다려본 것이죠.

10. 디스크는 연골, 협착은 뼈

디스크는 부드러운 연골, 협착증은 딱딱한 뼈. 연골은 치료하면 잘 흡수됩니다. 심하게 파열된 허리디스크도 적극적으로 치료하면 잘 낫는 이유입니다. 반면, 뼈는 아무리 치료해도 흡수가 되지 않습니다. 시간이 지나면 오히려 더 두꺼워지죠. 심한 협착증은 반드시 수술로 고쳐야 하는 이유입니다. 내가 가진 병이 디스크인지, 협착증인지, 아니면 둘 다 같이 있는지를 아는 것이 중요합니다. 어떤 병이냐에 따라서 치료 방법이나 치료 효과가 판이하게 차이 나기 때문입니다. 허리디스크와 척추관협착증은 다음과 같은 차이점이 있습니다.

1) 허리디스크는 20대에서 80대까지 나이에 상관없이 생기는 병입니다. 척추관협착증은 대개 50대 이후 주로 생기는 병입니다.
2) 허리디스크는 갑자기 증상이 나타납니다. 척추관협착증은 증상이 서서히 시작됩니다.
3) 허리디스크는 앉거나 눕거나 걷거나 상관없이 계속 통증을 느낍니다.

척추관협착증은 눕거나 앉으면 아프지 않지만 서서 걸으면 통증이 유발됩니다.

4) 허리디스크는 말랑말랑한 연골이라 치료만 잘해주면 저절로 흡수됩니다. 척추관협착증은 딱딱한 뼈가 신경을 누르기 때문에 치료를 열심히 하더라도 저절로 흡수되지 않습니다.

11. 허리디스크 약, 진통제가 아니라 소염제!

허리디스크 환자에게 주로 처방되는 약은 소염제입니다. 전문용어로 NSAID(Non-steroid anti-inflammatory drug)라고 하는데요. 우리말로 풀어서 해석하면 '비스테로드성 항염증 약', 입니다. 항염증, 즉 소염 작용이 주된 치료기전인데요. 허리디스크가 튀어나와 신경을 누르면 1차로 신경이 눌려서 아프고, 2차로 눌린 신경이 부어서 더 아픕니다. 소염은 그런 신경의 부기를 완화시키는 치료 작용을 말합니다.

약을 복용하고 통증이 좋아지면 '진통제 때문에 좋아진 건가?', '약을 끊으면 다시 아픈 거 아닌가?' 하고 불안해하기도 합니다. 그런데 수술을 받는 사람들은 약도 안 듣고, 물리치료도 안 듣고, 주사치료도 안 듣고, 시술도 전혀 안 들어서, 결국 수술하게 된답니다. 그러니까, 약을 먹고 통증이 좋아진다고 절대 불안해하지 마세요. 약 복용 후 통증이 좋아지는 게 제일 좋은 치료 경과이거든요.

허리디스크 약의 흔한 부작용은 '얼굴 부종'과 '속 쓰림'입니다. 이런 부작용이 없다면 수개월 약을 복용해도 대개 무방합니다. 물론 너무 오래 복용하는 경우 의사와 약 복용에 대해 상의해야 합니다.

12. 허리디스크, 약만 먹고 나을 수도 있나요?

이삼일 꼼짝도 못할 정도로 허리나 다리가 심하게 아프다가 서서히 좋아지는 경우를 종종 봅니다. 허리디스크가 탈출될 때, 디스크 조각이 디스크를 싸는 주머니(섬유륜)를 찢으며 나오기(탈출되기) 때문에 극심한 통증을 허리나 다리에 느낍니다. 시간이 지나면서 통증이 서서히 좋아진다면, 일단 치료가 가능한 상태라고 판단할 수 있습니다. 적극적으로 치료해서 탈출된 디스크가 흡수되도록 유도할 수 있습니다.

30대 A씨, 꼼짝도 못할 정도로 심한 허리 통증이 갑자기 생겼습니다. 사오일 지나면서 통증은 처음보다 많이 좋아진 상태입니다. MRI 검사 후 심한 허리디스크 탈출증을 진단받았습니다. 수술이 꼭 필요한 상태인지 누원장에게 문의하셨는데요. 누원장이 진찰할 때 통증이 호전되어 일상생활에 거의 지장이 없는 상태였습니다. 수술이나 시술 대신 허리디스크 약과 물리치료만 처방했습니다. MRI 소견에서 허리

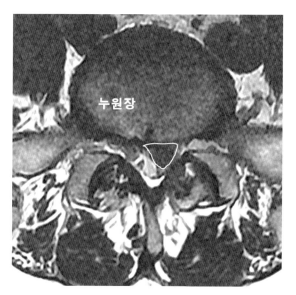

그림 15: 요추 5-천추 1번 추간판탈출증

디스크 탈출이나 파열이 상당히 심하지만 실제 느끼는 통증이 심하지 않다면, 허리디스크 약만 먹고도 낫는 경우가 심심찮게 있답니다.

13. 허리디스크, 신경주사치료

신경주사치료 Q & A

Q: 신경주사, 이거 통증만 가라앉히는 통증 주사 아니에요? 근본적인 치료 효과는 없잖아요?

A: 아닙니다. 그렇지 않습니다. 신경주사는 탈출되거나 파열된 허리디스크 주변에 고인 신경독성 물질을 씻어내고, 척수신경 가지의 부기를 가라앉히며, 탈출/파열된 디스크가 흡수되도록 유도하는 근본적인 치료 효과가 있습니다. 약만 가지고 역부족인 경우 신경주사치료는 수술을 피하는 매우 좋은 치료 방법이 됩니다.

Q: 신경주사치료, 뼈 주사 아닌가요?

A: 아닙니다. 신경주사는 뼈나 관절에 놓는 주사가 아니라 척추신경 주변에 놓는 주사이며 허리디스크 치료 효과가 있는 주사랍니다.

Q. 신경주사치료, 스테로이드 주사 아닌가요?

A. 신경주사치료를 할 때 세 가지 종류의 약물을 혼합하여 주입합니다. 세 가지 약물 중 하나가 스테로이드입니다. 스테로이드는 부어오르고 화가 난 척추신경 가지를 가라앉히는 효과가 탁월합니다. 반면 장기간 반복해서 사용하는 경우 여러 가지 부작용이 생길 수 있어 주의해야 합니다. 그래서 스테로이드 계열 약물은 통증이 심한 급성기에 단기간 치고 빠지는 전략으로 사용하면 좋습니다. 누원장은 가급적 스테로이드 약물 사용을 최소화하려고 노력합니다. 통상적으로 통증이 심한 환자가 신경주사를 처음 맞을 때는 스테로이드 약물을 혼합하여 치료하고요. 이후 두 번째, 세 번째 신경주사치료를 할 때는 스테로이드 약물을 빼고 치료합니다. 당뇨가 있는 환자는 스테로이드를 포함하여 신경주사치료를 하면 혈당 수치가 급격하게 상승할 수 있어 처음부터 스테로이드를 빼고 치료합니다.

Q. 신경주사치료, 많이 아픈가요?

A. 주사치료니까 하나도 안 아프다면 거짓말이겠지요. 신경주사치료는 놓는 방법에 따라 환자가 느끼는 통증의 강도가 천차만별이랍니다. 척추신경 가지에 바늘을 최대한 근접시켜서 주사치료를 시행하면 치료 효과는 조금 더 좋을지 모르지만 주사치료 과정에서 상당히

심한 통증을 느끼게 됩니다. 어떤 환자는 비명을 지르기도 하고 어떤 환자는 주사 트라우마가 생겨서 벌벌 떨기도 하더군요. 누원장은 환자가 치료 과정에서 통증을 최대한 덜 느끼는 방법을 선호합니다. 척추신경 가지에 최대한 근접하기보다는 약간 떨어져서 치료약을 주입하는 방법을 쓰는데요. 치료 과정에서 통증은 훨씬 덜하면서 치료 효과는 거의 비슷하게 볼 수 있습니다.

Q. 신경주사치료 부작용 없나요?

A. 신경주사치료는 수술처럼 절개하고 뼈를 제거하고 피가 나고 이런 과정이 아닙니다. 특수한 치료 바늘을 삽입해서 허리디스크 치료 약물을 주입하는 치료이지요. 실제 치료 시간은 5분 남짓 걸립니다. 어쨌거나 우리 몸에 손을 대는 치료 방법이므로 아주 드물게 부작용이 생길 수 있습니다. 특히, 예상치 못한 세균 감염(패혈증)이 발생할 수 있는데요. 이를 방지하기 위해 열이 나거나, 감기 몸살 증상이 있는 경우에는 신경주사치료를 피해야 합니다. 꼭 필요한 경우 혈액 검사를 시행해서 염증 수치를 확인한 후 신경주사치료를 시행합니다. 조심해서 신경주사치료를 시행하면 부작용은 거의 생기지 않으니 안심하시기 바랍니다.

Q. 허리디스크 치료 중인데요. 오늘 허리에 신경주사를 맞았습니다.

그런데 맞고 나니 허리가 더 아프네요. 허리 숙이고 펼 때 통증이 심한데요. 주사 부작용인가요?

A. 신경주사치료는 허리, 등 뒤쪽에서 접근하는 방법과 꼬리뼈로 접근하는 방법을 주로 사용합니다. 어떤 방법이든 가는 바늘로 허리를 찌르고 치료 약물을 척추신경 근처에 주입합니다. 치료하는 과정에서 척추 근육이나 척추신경이 일시적으로 자극되면 신경주사치료 후에 허리에 뻐근한 통증, 간혹 심한 통증을 느낄 수 있습니다. 첫 번째 주사치료 때는 괜찮았더라도 두 번째 주사치료 후에 통증을 호소하는 경우도 있습니다. 크게 걱정하실 필요는 없습니다. 대부분 이삼일 지나면 허리 통증은 자연히 좋아집니다. 만약 통증이 오래간다면 치료한 병의원을 다시 방문해서 경구 약이나 수액 주사 처방을 받으면 도움이 됩니다.

허리디스크 탈출이나 파열이 심해서 신경주사치료를 받기 전부터 통증이 심한 분들이 있겠죠. 신경주사치료를 받고 나도 통증이 좋아지지 않고 오히려 더 심해질 수도 있습니다. 이런 경우는 신경주사치료로 인한 일시적인 자극과는 구별됩니다. 심한 통증이 지속된다면 더 상위 단계의 치료인 시술이나 수술을 고려해야 합니다.

Q. 신경주사치료, 몇 번 맞아야 하나요?

A. 신경주사치료는 일이 주 간격으로 3~4회 맞는 것이 일반적입니다. 그렇다고 해서 한 번 맞으면 무조건 네 번을 맞아야 하는 건 아니랍니다. 누원장은 신경주사를 한 번 맞은 후 통증이 많이 좋아지면 한 번으로 끝내기도 합니다. 신경주사는 처음에 효과가 크게 없어도 두 번째 주사에서 효과를 보는 경우가 종종 있어 두 번까지는 맞아보는 게 좋습니다.

Q. 신경주사치료를 세 번 맞았는데도 계속 아파요.

A. 신경주사를 서너 번 맞았는데도 전혀 효과가 없다면 대부분 병이 심하기 때문입니다. 허리디스크 탈출의 심한 정도를 상중하로 나눈다면, 중이나 하 단계에서는 신경주사치료의 효과가 상당히 좋습니다. 하지만 상이나 최상 (파열)의 단계라면 신경주사치료가 역부족인 경우가 많습니다. 효과 없는 주사를 계속 맞는 건 시간 낭비, 돈 낭비에다 몸은 몸대로 상하는 꼴이 되기 쉽습니다. 이제 과감하게 상위 단계 치료인 시술이나 수술에 대해서 고민해야 할 시기입니다.

신경주사치료 사례 (1)

장시간 비행기 여행 후 발생한 오른쪽 다리 방사통 때문에 내원한 A씨. MRI 검사를 시행해 보니 요추 5-천추 1번 허리디스크 탈출증이 통증의 원인입니다. 보행이나 일상생활이 어느 정도 가능하고 치료도

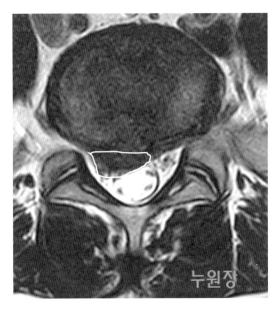

그림 16: 요추 5-천추 1번 추간판탈출증

처음이라 일단 신경주사치료를 시행하였습니다. 신경주사치료 후 허리디스크 약을 일주일 복용하도록 처방하였는데요. 통증이 상당히 부드러워졌습니다. 추가로 처방한 약을 3주간 복용하고 나니 통증이 다 좋아졌다고 하네요. 이제 치료를 끝내고 걷기 운동을 본격적으로 시작하시라고 말씀드렸습니다.

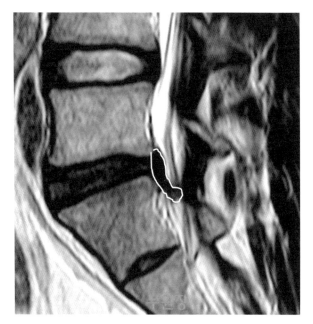

그림 17: 요추 5-천추 1번 추간판 파열

신경주사치료 사례 (2)

40대 A씨. 왼쪽 다리에 방사통이 심합니다. 통증 때문에 걷기도 힘들 정도입니다. VAS score 10점. MRI 검사 결과 요추 5-천추 1번 허리디스크가 파열되었습니다. 파열된 조각이 척추신경 가지를 찌르는 모양입니다. 신경주사치료를 먼저 시행했습니다. 주사를 맞고도 너무 아프다고 다시 오셔서 수액으로 진통제와 근육이완제를 추가 처방했습니다. 신경주사치료 1주일 후 VAS 10점에서 VAS 4점으로 통증이 현저하게 호전되었습니다. 얼굴이 완전히 편해지셨어요. 잔통이 남아 있긴 하지만 일상생활은 충분히 가능한 정도입니다. 약만 1주일 더 드시도록 처방해드렸습니다. 어쨌거나 당분간 조심해야겠죠? 고비만 살짝 넘겨주면, 허리디스크라는 병은 이렇게 잘 낫는 병입니다.

수술하고자 마음먹으면 다 수술할 병으로 보이고요. 어떻게든 치료로 낫게 하겠다고 생각하면 치료할 방법이 하나둘씩 보이기 시작합니다.

14. 허리디스크 치료: 신경주사 vs 신경 박리시술

허리디스크 치료는 단순하게 네 단계로 나누어 생각할 수 있습니다.

1단계: 약 복용, 물리치료 +/− 도수치료
2단계: 신경주사치료
3단계: 신경박리시술
4단계: 수술

허리디스크 탈출이 경미하다면 1단계부터 치료를 시작합니다. 1단계 치료를 해도 통증이 좋아지지 않는다면 2단계, 3단계, 순서대로 다음 단계 치료로 올라갑니다. 허리디스크 탈출의 심하기가 중간 정도라면 1단계와 2단계 치료를 동시에 시행합니다. 이런 적극적인 치료에도 불구하고 통증이 좋아지지 않는다면 바로 3단계로 넘어갑니다. 허리디스크 탈출이 매우 심하거나 허리디스크가 파열되었다면 수술을 피하기 위해 3단계 치료인 신경박리시술을 바로 시행합니다. 시술 후에 통증이 좋아지면 1단계 또는 2단계 치료를 병행합니다. 허리디스크 탈출이나 파열의 심한 정도에 따라 1단계 치료인 약 복용+물리치료를 시작하는 사람도 있고 바로 3단계 치료인 신경박리시술 부터 시작하는 사람도 있는 것이죠. 각자의 몸 상태에 따른 '척추 맞춤 치료'라고 생각하면 되겠습니다. 어쨌거나 허리디스크 치료의 궁극적인 목표인 수술을 피하기 위해 최선을 다하는 겁니다.

누원장의

허리디스크
시술

1. 허리디스크 시술과 수술의 차이

허리디스크 치료, 시술이냐 수술이냐? 시술과 수술이 어떤 차이인지 많이 헷갈립니다. 명확하게 시술과 수술을 구분하는 기준은 없습니다. 피부를 절개하면 수술, 절개하지 않고 내시경이나 관을 이용해서 치료하면 시술. 이렇게 구분하는 분들도 있습니다만. 누원장 개인적인 생각에는 **'탈출되거나 파열된 허리디스크 조각을 제거하느냐 안 하느냐'**는 부분이 시술과 수술을 나누는 핵심적인 포인트입니다. 근본적 병소인 디스크 부분의 제거 유무를 가지고 시술과 수술을 구분하는 것이지요. 이런 기준을 가지고 구별하면 시술과 수술이 명확해집니다.

PELD와 같은 내시경 디스크 수술 피부를 최소 절개하고 국소마취하에 척추뼈를 제거하지 않고 탈출/파열된 디스크 조각만 제거합니다. 피부를 최소 절개하니까, 국소마취하에 진행하니까, 척추뼈를 제거하지 않으니까, 수술이 아니라 시술이라고 부르는 경우가 종종 있습니다.

내시경 시술? 아닙니다. 내시경 수술이 맞습니다. 디스크 조각을 근본적으로 제거하기 때문입니다.

UBE라고 부르는 양방향 내시경 수술 요즘 상당히 핫한 치료 방법으로 떠오르고 있죠. 내시경 통 두 개를 이용해서 전신마취하에 최소절개하고 척추뼈를 일부 제거한 후 탈출/파열된 디스크 조각을 제거합니다. 내시경을 사용하기 때문에 양방향 내시경 시술, 양방향 내시경치료, 또는 양방향 내시경, 이렇게들 부르는 경우가 많더군요. 다 맞지 않는 표현입니다. 양방향 내시경 수술, 수술이 정확한 표현입니다. 척추뼈를 제거하고 디스크 조각을 근본적으로 제거하기 때문입니다.

신경박리시술 꼬리뼈를 통해서 경막외 공간으로 이동, 탈출/파열된 디스크 병소에 도달한 후 디스크 주변의 유착을 박리하고 신경독성 물질을 씻어내어 디스크 흡수를 촉진시키는 치료입니다. 디스크를 제거하지 않기 때문에 수술이 아니라 시술입니다. 고주파 수핵감압술 역시 디스크 조각을 고주파로 지져서 수축과 흡수를 유도하는 방법입니다. 디스크를 근본적으로 제거하지 않기 때문에 시술입니다.

시술과 수술을 명확하게 구분하는 것은 매우 중요합니다. 치료 후 합병증, 회복, 관리, 그리고 재발이 두 치료 방법 사이에 현저하게 차이가 나기 때문입니다. 시술은 치료 합병증이 거의 없습니다. 수술은,

매우 드물지만, 심각한 합병증이 생길 수도 있습니다. 수술 후 많은 분들이 걱정하는 합병증 중 하나가 허리디스크 재발인 것은 주지의 사실이죠. 의사와 환자 모두 그런 부분에 대한 사전 고지와 정확한 인지가 필요합니다. 수술 후 세밀한 관리와 대처 역시 필수이겠죠.

간혹 환자는 허리디스크 시술을 받았다고 말하는데 MRI 소견은 허리디스크 수술 소견, 즉 척추뼈를 제거한 흔적과 허리디스크 제거한 부분이 명확하게 보이는 경우를 만납니다. 피부를 작게 절개하고 내시경을 이용하는 수술을 임의로 시술이라고 지칭하는 경우입니다. 앞서 언급한 것처럼 치료 후 합병증이나 회복과 관리에 대한 대처가 판이하게 차이가 나기 때문에, 내가 받은 치료가 시술인지 아니면 수술인지를 정확하게 아는 것은 매우 중요합니다. 내시경 수술을 내시경 시술이라고 뭉뚱그려 넘어가는 것은 일종의 환자 기망행위일 수도 있습니다.

탈출/파열된 디스크 조각의 제거 유무로 시술과 수술을 구분하는 것은 누원장의 개인적인 견해입니다. 물론 많은 분들이 제 생각에 동의하리라 생각합니다.

수술을 시술로 착각한 사례

40대 A씨. 6개월 전에 허리디스크 파열로 진단받고 시술을 받았다고 합니다. 한 달 전부터 다시 허리와 다리가 살살 아프기 시작하더니 일주일 전부터 오른쪽 엉덩이와 종아리 옆에 극심한 통증이 생겼습니다. 신경주사치료를 두 번 받았는데도 전혀 좋아지지 않는다고 하네요. MRI 검사를 시행해 보았습니다. 요추 4-5번에 수술한 흔적이 보이고 디스크가 심하게 재발되어 척추신경 가지를 누르고 있습니다. 환자분께 다시 여쭤보니, 본인은 **수술이 아니라 '시술을 받았다'**라고 알고 있답니다. 아마도 요즘 유행하는 양방향 내시경 수술을 받은 것 같습니다. 수술하자고 하면 환자분들이 겁내고 안 하려고 하는 경우가 많으니까 양방향 내시경 시술, 내시경 치료, 내시경감압시술,

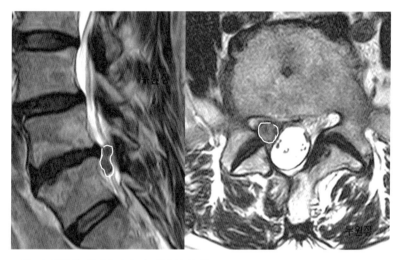

그림 18: 양방향 내시경 수술 후 재발한 사례

또는 양방향 내시경, 이런 식으로 마치 시술인 것처럼 설명을 하는 경우가 있나 봅니다. 이렇게 모호하게 퉁 쳐서 설명하는 것은 대단히 곤란합니다. A씨의 사례에서 보듯 수술은 재발이나 기타 합병증이 생길 가능성이 시술에 비해 월등하게 높기 때문입니다. 집도의는 시술인지 아니면 수술인지 정확하고 확실하게 환자에게 설명해야 합니다.

A씨는 통증이 너무 심해서 신경박리시술을 시행하였습니다. 이후 신경주사치료를 2회 추가로 시행하였습니다. 시술 후 3주가 지나니 VAS 10점에서 VAS 2점으로 통증이 완연히 좋아졌습니다. 재수술을 피할 수 있었습니다.

2. 통증이 심하지 않은데 꼭 수술해야 할까요?

Q: 일주일 전에 잠을 잘못 잤는지 갑자기 허리가 아프고 오른쪽 다리가 당기기 시작했습니다. 며칠 지나도 계속 불편해서 가까운 병원에 가 보았습니다. MRI 검사 결과 허리디스크가 심하게 파열되었답니다. 수술이 필요한 상태라고 하네요. 현재 허리는 아프지만 잘 걷습니다. 운전해서 출퇴근도 하고 생활에는 큰 지장은 없습니다. 꼭 수술해야 할까요?

A: MRI를 확인해보니 허리디스크가 매우 심하게 파열되었습니다. 척추신경 가지를 심하게 압박하고 있습니다. 하지만 당장 수술을 할 필요는 없다고 생각합니다. 허리디스크는 MRI만 보고 수술을 결정하지 않습니다. 반드시 MRI 소견과 환자의 증상을 함께 보고 수술 여부를 결정해야 합니다. MRI 소견상 허리디스크가 심하게 파열되었고 환자분도 극심한 통증으로 고통스럽다(극심한 통증이라 함은 통증 때문에 절룩거리며 걷거나, 아예 걷지 못하거나, 앉기도 힘들거나,

잠을 설치거나, 비명을 지르거나, 울거나, 하는 상황을 말합니다), 이런 경우 수술을 시행합니다. MRI 소견상 허리디스크가 심하게 파열되었고 다리에 심한 마비가 왔다, 이런 경우도 빠른 수술이 필요합니다.

환자분처럼 MRI 소견상 허리디스크가 심하게 파열되었지만 통증은 심하지 않다(통증이 심하지 않다 함은 아프지만 걸을 수 있고, 5분 이상 앉아서 대화할 수 있고, 일상생활이 가능한 경우를 말합니다), 이런 경우 비수술 치료를 먼저 시행하여 수술을 피하는 시도를 적극적으로 할 수 있습니다. 통증이 견딜 만하지만 상당히 불편하다면 경막외 신경박리시술과 같은 시술이 좋은 치료 방법이 됩니다. 시술로만 끝낼 수도 있고 시술 후에 신경주사치료를 2-3회 추가로 시행하기도 합니다. 환자분처럼 통증이 비교적 경미하다면 약 복용과 물리치료 같은 가장 기본적인 치료부터 시작해도 좋습니다. 다행히 통증은 심하지 않지만 어쨌거나 허리디스크는 파열된 상태이므로 한 달 이상 꾸준하게 치료를 해야 합니다. 일상생활도 한 달간은 상당히 조심해야 합니다.

그런데 허리디스크가 파열되었는데도 왜 많이 아프지 않을까요? 허리디스크가 파열되면 100명 중에 95명은 엉덩이와 다리에 극심한 통증을 느낍니다. 나머지 5명은 운 좋게도 경미한 통증만 호소합니다. 이는 허리디스크가 파열된 직후 바로 흡수되는 과정으로 들어갔기 때문입니다. 허리디스크는 파열된 후 서서히 흡수되는 과정을 밟게 되는데요. 바람이 가득 찬 풍선이 시간이 지나면서 서서히 바람이 빠져 결국 쪼그라드는 것과 유사합니다. 허리디스크가 심하게 파열되면 덩어리가 크기 때문에 흡수에 일 년 넘게 소요되기도 합니다. 그동안에 신경이 버티지 못하고 비명을 지르겠지요. 결국 극심한 통증이나 다리 마비가 발생해서 수술을 받게 됩니다. 반면, 운 좋은 5명에서 파열된 디스크는 매우 빠른 속도로 흡수됩니다. 신경 압박이 빠른 속도로 풀리기 때문에 통증도 견딜 만하고 마비도 생기지 않는 것이죠.

허리디스크 **수술은 반드시 MRI 소견과 환자의 증상을 함께 고려**해서 결정해야 합니다.

3. 허리디스크 파열, 수술 말고 시술로 안 될까요?

Q: 허리디스크가 파열되면 다 수술해야 하나요? 수술 말고 시술로 안 될까요?

A: 허리디스크가 파열되어도 다음 세 가지 조건을 만족하면 수술하지 않고 시술로 고칠 수 있습니다. 1) 걸어서 외래 진료실에 들어옵니다. 2) 이학적 검사상 다리에 마비가 없습니다. 3) 십 분 정도 의자에 앉아서 누원장과 대화가 가능합니다. 이런 세 가지 조건을 만족하고, 디스크가 파열된 지 얼마 안 되었고, 환자가 최대한 수술은 피하길 원한다면, 수술을 피하기 위해 신경박리시술을 시행할 수 있습니다.

30대 남자 A씨. 갑작스럽게 발생한 심한 오른쪽 다리 통증을 주소로 내원했습니다. 통증이 심해서 다리를 약간 절룩거렸지만 걸어서 외래에 들어왔습니다. 이학적 검사상 다리 근력마비 소견은 없었습니다. 의자에 십 분 정도 앉아서 누원장과 대화할 수 있었습니다. MRI

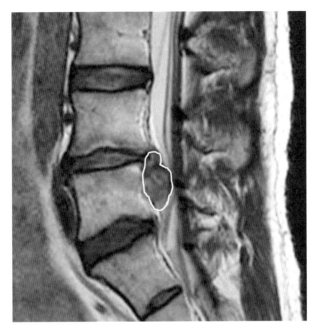

그림 19: 요추 4-5번 추간판 파열

소견은 심한 허리디스크 파열이지만, 나이도 젊고 치료도 안 해봤고 다행히 마비도 없어서 수술 대신 신경박리시술로 치료했습니다. 시술 후 한 달, 통증 점수가 9점에서 2점으로 매우 호전되었습니다. 수술은 완전히 피할 수 있었습니다.

허리디스크 파열 환자에서 신경박리시술의 치료 성공률은 약 85%

입니다. 100명이 치료를 받으면 85명이 수술을 피할 수 있다는 이야기입니다. 시술 후에도 통증이 호전되지 않거나 통증이 더 심해지면 2차 수술을 요합니다. 허리디스크 시술 후 적어도 2주에서 한 달 정도 호전 기간을 요합니다. 치료할 시간을 내기 힘든 경우 바로 수술을 받는 것도 생각해볼 수 있습니다. 신경박리시술은 치료에 시간이 걸리더라도 수술하지 않고 최대한 자연 치유시키는 치료 방법입니다.

4. 허리디스크 파열: 물리적 압박과 화학적 자극

30대 여자 A씨. 통증점수 VAS 10점. 허리 다리 통증이 심해서 부축 받고 겨우 걷고 아파서 잠을 못 잡니다. 신경주사치료를 한번 받았지만 전혀 호전 없습니다. 하지 직거상 검사를 하려 다리를 들어 올리면 비명을 지르며 아파합니다. MRI 검사 결과 요추 5-천추 1간 디스크가 탈출되어 오른쪽 척추신경 가지를 압박하고 있습니다. 극심한 통증을 호소하고 주사치료에도 반응이 없으니 바로 수술해야 하지 않나요?

MRI를 자세히 보면 오른쪽 척추신경 가지가 심하게 디스크에 눌린 것 같지는 않습니다. 그런데 환자는 통증으로 자지러집니다. 허리디스크 탈출이 생기면 두 가지 기전에 의해 통증을 느끼게 됩니다. 1) 탈출된 디스크 조각이 척추신경 가지를 직접 누르는 '물리적 압박', 2) 탈출된 디스크를 우리 몸의 면역 세포가 공격하면서 발생하는 사이토카인(cytokine)이 척추신경 가지를 자극하는 '화학적 자극'. A씨와

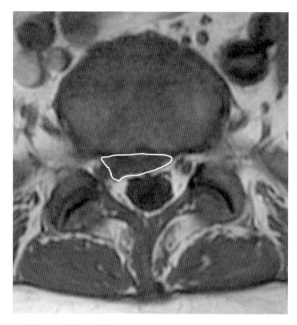

그림 20: 요추 5-천추 1번 디스크 탈출. 척추신경 가지 압박이 심하지 않아 보입니다. 하지만 환자는 극심한 방사통을 호소합니다. 탈출된 디스크에 의한 화학적 자극이 통증의 주된 원인으로 생각됩니다.

같은 경우 '화학적 자극'이 통증 발생의 주된 기전일 가능성이 높지요. 마치 상처 난 피부에 고춧가루를 뿌릴 때 느끼는 통증과 유사합니다. 화학적 자극이 통증의 주된 원인이라고 판단되는 경우, 신경박리시술은 허리디스크 탈출의 가장 좋은 치료 옵션이 될 수 있습니다. 신경박리시술을 통해 탈출된 디스크 주변에 고여 신경을 자극하는

독성 물질, 즉 사이토카인을 효과적으로 씻어낼 수 있기 때문이지요. 신경박리시술을 시행하였습니다. 환자분은 시술 직후, 극심한 통증이 경감되었습니다. 시술 다음 날 통증이 완연하게 호전된 상태로 퇴원하였습니다.

5. 신경박리시술

1) 거의 대부분 허리디스크 환자는 어떻게든 수술을 피하고 싶어 한다.

2) 허리디스크는 화학적 자극만 잘 치료해도 증상이 좋아지는 경우가 많다.

3) 발목 마비조차도 일주일 전후 치료하며 지켜보면 자연히 좋아지기도 한다.

4) 완전 발목 마비나 마미총증후군과 같은 응급 수술을 요하는 경우는 생각보다 상당히 드물다.

이런 생각들에 근거하여 누원장은 심하게 파열된 허리디스크를 신경 박리시술로 고치고 있습니다. 신경박리시술의 목적은 심한 통증을 완화시키고, 마비가 오지 않도록 예방하며, 파열된 디스크 조각의 근본적인 흡수를 유도하는 것입니다. 결과적으로 수술하지 않고 낫도록 유도하는 것이죠.

시술 성공률, 즉 심한 허리디스크 파열 환자가 신경박리시술을 시행하여 수술을 피할 가능성은 약 85%입니다. 예전 같으면 수술할 환자를 멱살 잡아당겨서 어떻게든 수술을 피하도록 치료합니다. 하지만 100명 중 15명은 시술 후에도 통증이 지속되거나 경우에 따라 2차적인 수술을 요할 수 있습니다. 시술 후 한 달 정도 경과를 관찰하는데요. 대략 2주 정도 지나면 2차 수술 여부를 판정할 수 있습니다. 시술하고 나서 바로 통증이 싹 가시는 걸 기대하실 텐데요. 물론 그런 분들도 있습니다. 시술은 디스크 조각을 제거하는 것이 아니라 자연 흡수되도록 유도하는 치료 방법입니다. 따라서 통증이 조금씩 서서히 좋아지는 경우가 대부분입니다. 통증 호전에 대략 한 달에서 두 달 정도 시간이 소요됩니다. 시술 직후에 '통증이 시술 전과 똑같거나 약간 부드럽다'라고 느끼는 분들이 많은데요. 이는 정상적인 반응이니 실망하지 않으셔도 됩니다. 시술 후 통증 호전이 정체되거나 또는 느린 경우 추가로 신경주사치료를 시행합니다. 수술을 피하기 위해서 이것저것 가리지 않고 총력전을 펼친다는 개념으로 생각하시면 됩니다. 시술 전에는 신경주사치료에 전혀 반응이 없었지만 시술 후에는 신경주사치료에 효과를 보는 경우가 종종 있습니다.

시술은 깨끗하게 소독한 멸균 상태에서 진행해야 하므로 수술실에서 시행합니다. 엎드린 상태에서 꼬리뼈에 있는 척추관으로 통하는 구멍(sacral hiatus)을 엑스선으로 찾은 후 국소마취를 시행합니다.

시술 도중 환자분이 느끼는 통증은 생각보다 심하지 않습니다. 환자분이 많이 긴장하기도 하고 통증을 느낄 수도 있기 때문에 수면을 살짝 걸어서 진행합니다. 환자분은 시술 도중 큰 통증을 느끼지 않고 편안한 상태를 유지합니다. 꼬리뼈에 특수한 바늘을 삽입한 후 카테터라는 특수 제작된 관을 척추관 내로 진입시킵니다. 안전한 길을 통과하여 허리디스크가 파열된 부분에 카테터를 최대한 근접시킵니다. 이제 파열된 디스크와 척추신경 사이의 유착을 박리하고, 고여 있는 신경독성물질을 씻어내며, 부어 있는 척추신경이 가라앉도록 치료 약물을 주입한 후, 파열된 디스크 조각의 자연 흡수를 유도하고 시술을 마칩니다. 시술에 실제 소요되는 시간은 15분 전후입니다. 시술 후 병실에 돌아와서 두 시간 안정한 후 화장실에 걸어가서 소변을 보고 식사도 할 수 있습니다. 외래에서 시술 후 당일 귀가도 가능하고요. 입원 치료하는 경우 1박2일 입원이 대부분입니다. 퇴원 후 2~3일 조심하는 것이 좋습니다만, 가벼운 일상 활동은 대부분 가능합니다. 시술 이 주 후에 외래에 다시 방문하여 경과를 확인합니다. 시술 후에도 통증이 지속되는 경우 일주일 후에 내원하셔도 됩니다.

시술도 몸에 손을 대는 과정이므로 합병증이나 후유증이 발생할 수 있습니다. 교과서적으로는 예상치 못한 출혈, 세균 감염(패혈증), 마비, 관이 끊어지는 경우 등이 발생할 수 있다고 합니다. 이 경우 상당히 고생하고 경우에 따라 응급수술이 필요할 수도 있겠지요. 누원장은 개인적으로 상당히 많은 케이스의 시술을 집도했습니다만, 합병증이 생긴 경우는 단 한 번도 없었습니다. 시술은 수술처럼 절개하고 뼈를 제거하고 피가 나고 이런 과정이 없기 때문에 그런 것 같습니다. 집도의가 항상 조심해서 신중하게 시술을 진행하면 합병증은 생기지 않으니 걱정 안 하셔도 됩니다.

신경박리시술의 핵심은 **'멱살 잡아당겨서 수술을 피하도록, 파열된 디스크 조각을 제거하는 것이 아니라 자연 흡수되도록 유도하는 것이다. 시술 성공률은 약 85%이며 100명 중 15명은 2차 수술을 요할 수 있다'**는 것입니다.

죽을 것 같은 통증도 수술 대신 시술로

40대 A씨. 자고 일어나니 오른쪽 엉덩이와 다리에 극심한 통증이 느껴집니다. 꼼짝 못할 정도로 아파서 119앰뷸런스를 타고 침대차에 실려서 오셨습니다. 허리디스크 파열이 의심되어 MRI 찍으려고 세 번이나 시도했지만 통증 때문에 결국 못 찍었어요. 어쩔 수 없이 MRI 대신 CT를 찍었는데요. CT에서 요추 5-천추 1번 신경공외측 디스크 파열이 진단되었습니다. 10년 전의 저였다면 '허리디스크가 심하게 파열되었고 통증도 너무 심하니 바로 응급 수술합시다'라고 이야기했겠죠. 현재의 저는 통증은 매우 심하지만 **환자분이 나이도 젊고, 발목 마비도 없고, 적극적인 치료도 전혀 안 했고, 파열된 디스크도**

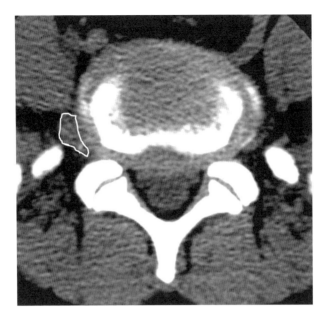

그림 21: 요추 5-천추 1번 신경공외측 디스크 파열

비수술 치료로 잘 낫는다는 걸 알기 때문에, 수술 대신 신경박리시술을 치료 방법으로 선택했습니다. 시술을 먼저 해보고 통증이 좋아지지 않으면 내일이라도 다시 수술하자고 말씀드렸습니다.

시술 전에는 누워서 꼼짝도 못하던 A씨. 시술 후 회진하면서 보니 자리에서 벌떡 일어나서 앉습니다. 그동안 누원장이 시술했던 환자분 중에 치료 반응이 제일 빠르고 가장 극적입니다. 경험이 쌓여갈수록

'허리디스크는 수술로 제거하는 병이 아니다'라는 생각이 더 강해집니다.

시술하고도 계속 아프다가 갑자기 확 좋아지기도

허리디스크 파열로 인한 통증이 심해서 전혀 걷지 못하던 A씨. 시술하고 통증이 호전되어 퇴원했습니다. 일주일 후 다시 통증이 심해져서 외래에 오셨습니다. '아무래도 안 될 것 같은데 수술하시는 게 좋겠습니다'라고 말씀드렸어요. 본인 생각에도 수술해야 할 것 같다며 A씨는 입원하셨습니다. 주말에 입원해서 안정하며 통증 조절을 하고 월요일에 수술하기로 했습니다.

일요일 밤에 병원에서 전화가 왔어요. 'A씨가 통증이 많이 좋아져서 수술을 연기하고 싶답니다.' 당연히 저는 '오케이'라고 말했습니다. 월요일 아침에 출근해서 보니 확연하게 통증이 좋아졌네요. 잘 걷습니다. 며칠 더 A씨를 지켜보았는데요. 계속 좋은 상태가 유지되어 퇴원하도록 지시했습니다. 이후 통증은 완전히 호전되어 수술을 피할 수 있었습니다.

수술 전날 기적적으로 좋아지기도 하는 병이 바로 허리디스크입니다. 허리디스크는 적극적으로 치료하면 잘 흡수되기 때문이죠. 대부분의 환자들은 신경박리시술 후 천천히 야금야금 좋아지는 경과

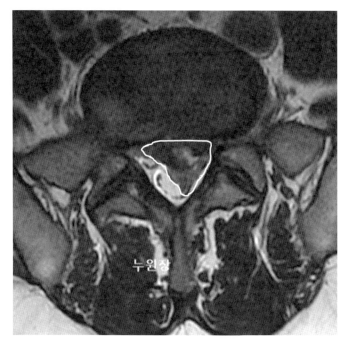

그림 22: 요추 5-천추 1번 디스크 파열

를 보입니다. 간혹 A씨처럼 시술 후에도 계속 통증을 호소하다가 어느 순간 갑자기 좋아지는 분도 있습니다. 환자분이 시술 후에 통증이 좋아지지 않는다고 말씀하셔도, 누원장이 2~3주는 경과를 지켜보는 이유입니다.

신경박리시술 2회, 인생의 방향이 달라진다

일 년 전, 심한 허리디스크 파열을 신경박리시술로 고쳐드렸던 40대 A씨. 당시 오른쪽 다리에 통증 점수가 VAS 10점으로 심했지만 시술 직후부터 통증이 나았다고 하셨고요. 결국 수술하지 않고 치료로 나아서 잘 지냈습니다.

시술 후 일 년이 지난 어느 날부터 왼쪽 다리에 심하게 통증을 호소합니다. MRI 검사를 다시 시행했습니다. 오른쪽에 파열되었던 디스크는

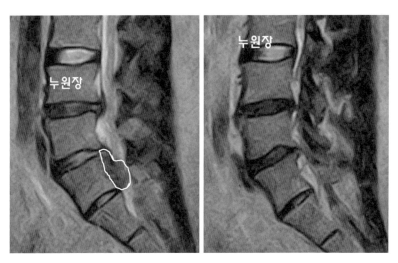

그림 23: 1차 시술 전 시행한 MRI. 요추 5-6번 오른쪽에 허리디스크가 심하게 파열되어 흘러내렸습니다. 왼쪽에는 이상소견이 없습니다.

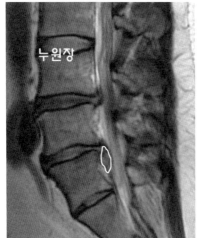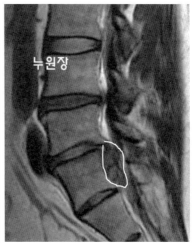

그림 24: 1차 시술 1년 후 시행한 MRI. 오른쪽에 파열된 디스크는 거의 다 흡수되었습니다. 반대쪽인 왼쪽에 새로운 디스크 파열이 발생했습니다.

일 년 사이에 거의 다 흡수되었습니다. 대신 반대쪽인 왼쪽으로 디스크가 파열되어 흘러내렸네요. 왼쪽 다리에 통증 점수가 VAS 10점으로 통증이 매우 심합니다. 발가락 힘도 4점으로 살짝 마비가 온 상태인데요. 지난번 시술 결과가 워낙 좋았기 때문에 환자분도 다시 시술받기를 원합니다. 신경박리시술 다시 시행했습니다. 시술 직후 발가락 힘이 정상 수준으로 호전되었습니다. 통증도 많이 좋아졌습니다.

만약 일 년 전에 허리디스크 수술을 받고 나았다면, 이번에는 반대쪽에 또 수술을 했겠지요. 오른쪽과 왼쪽, 양쪽으로 디스크가 한 번씩 심하게 파열되었기에 인공디스크와 나사못을 삽입하는 척추유합수술로 치료했을 가능성이 높습니다. 일 년 사이에 척추 수술을 두 번 하니 몸도 마음도 많이 힘들었겠죠. 오른쪽도 시술로 고치고 또 왼쪽도 시술로 치료했습니다. 시술로 수술을 두 번 피할 수 있었던 운 좋은 경우였습니다. 환자분의 인생도 완전히 달라졌습니다.

휠체어 타고 온 사람도 벌떡 일으켜 세운다

50대 A씨, 시술 전, 통증이 너무 심해서 무통주사까지 달아야 했습니다. 통증이 심해서 걷지 못하고 휠체어 타고 이동했는데요. 통증 점수는 VAS 10점이었습니다. 신경박리시술을 시행하였습니다. 시술 다음 날, 통증이 많이 호전되어 무통주사를 중단했습니다. 이젠 서서 걸을 수 있다고 하네요. 통증은 VAS 3점으로 좋아졌습니다. 정말 신기하죠? 수술하지 않고도 좋아지는 인체의 신비랄까.

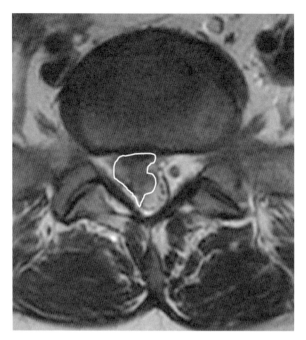

그림 25: 요추 5-천추 1번 디스크 파열

6. 신경박리시술 + 신경주사치료

나사고정수술 대신 시술로

수년 전 요추 4-5번 디스크 파열로 오른쪽에 수술받으신 분입니다. 갑자기 왼쪽 엉덩이에서 다리로 심한 통증이 생겼습니다. 신경주사치료를 두 번 맞아도 전혀 차도가 없는 상태. MRI 검사 결과 요추 4-5번 왼쪽에 허리디스크가 파열되었습니다. 수술한 부위 반대편에 또 디스크가 터진 것이지요. 파열도 심하고 환자가 호소하는 통증도 너무 심합니다. '수술을 다시 하는 것이 맞지 않을까?' 하는 생각을 하게 됩니다. 오른쪽에 수술을 이미 했고 이번에 왼쪽을 또 수술한다면 디스크가 많이 약해집니다. 수술 후 허리디스크가 재발되기 쉽겠죠. 수술을 한다면 탈출된 디스크만 제거할 수도 있지만 나사고정수술을 할 수도 있는 상황입니다. 일단 나사고정을 하면 척추전방전위증이 있는 요추 3-4번까지 같이 수술해야 합니다. 나사 여섯 개를 척추에 삽입하는 큰 수술이죠.

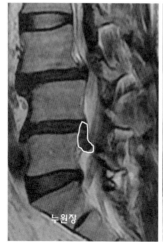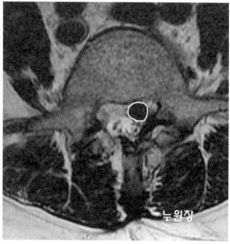

그림 26: 요추 4-5번 오른쪽에 디스크 수술을 받았는데 왼쪽에 또 디스크가 파열되었습니다. 요추 3-4번에 척추전방전위증 소견도 보입니다.

누원장은 수술하지 않고 고치는 방법을 먼저 시도해봤습니다. 신경박리시술을 시행했고 이후 일주일 간격으로 신경주사치료를 두 번 추가 시행했습니다. 허리디스크 약 복용과 물리치료도 기본으로 시행했습니다. 시술 후 한 달 경과했는데 통증이 VAS 10점에서 VAS 4점으로 좋아졌습니다. 환자분도 아주 편하시다고 하네요. 시술 후 두 달째, 통증은 2점까지 좋아졌습니다. 적극적인 치료로 수술을 피할 수 있었습니다.

신경공디스크 파열

심한 오른쪽 다리 방사통. 허리를 제대로 펴지 못한 채 다리를 절룩

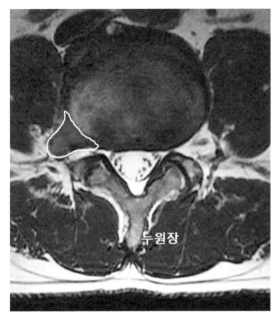

그림 27: 요추 5-천추 1번 신경공외측 디스크 파열

거리며 겨우 외래에 걸어 들어온 60대 A씨. MRI 검사 결과 요추 5-천추 1번 신경공외측 디스크 파열로 진단되었습니다. 누원장이 지금까지 본 신경공외측 디스크 중에 손에 꼽을 정도로 심한 상태였습니다. 허리디스크 수술이 필요한 상태로 판단됩니다. 하지만, 환자는 비수술 치료를 적극적으로 원합니다. 다행히 발목 힘도 정상입니다. 비수술 치료인 신경박리시술을 시행하였습니다. 시술 전 VAS 10점에서

시술과 신경주사치료 병행 후 VAS 2점으로 통증이 매우 좋아졌습니다. 외래 진료실에 활기차게 걸어서 들어오십니다. 통증 때문에 찌푸린 얼굴은 사라지고 밝게 웃는 모습이네요. 허리디스크는 가능하다고 판단되면 최선을 다해서 비수술 치료를 먼저 시도하려고 노력합니다. 꼭 수술로 제거하지 않아도 잘 낫는 걸 잘 알고 있기 때문에.

척추전방전위증 + 디스크 파열

허리디스크 절대로 수술하지 마라! 조금 과장되고 자극적인 표현이죠? 그만큼 허리디스크는 수술하지 않는 방법, 즉 비수술 치료로 잘 낫는다는 것을 강조하고 싶기 때문입니다. 비수술 치료라고 함은 안정, 약 복용, 물리치료, 도수치료, 신경주사치료, 그리고 시술(특히 신경박리시술)을 의미합니다. 갑자기 허리나 다리가 죽을 정도로 심하게 아프고, 검사 결과 '허리디스크 파열이니 빨리 수술해야 한다'라고 들으면, 경황도 없고 너무 아프니 엉겁결에 바로 수술을 하기 쉽습니다. 그런데 만약 시간이 좀 걸리더라도 수술을 피할 수 있는 방법이 있다면? 먼저 비수술 치료를 시도해보고 그래도 안 되면 수술로 가는 것이 맞지 않을까요?

30대 A씨. 자고 일어나니 오른쪽 엉덩이에 극심한 통증이 생겼습니다. 오른쪽 다리도 아프면서 걸을 때 힘이 잘 안 들어가고요. 통증점수 VAS 8점으로 매우 심한 통증입니다. 허리디스크 파열이 의심됩니다.

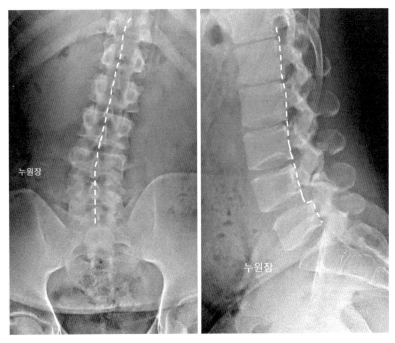

그림 28: 엑스선 검사 결과 허리가 많이 휘었습니다.

이학적 검진을 해보니 다행스럽게도 다리에 마비는 오지 않았습니다. 허리 정밀검사를 시행했습니다. 엑스선 상 요추 4-5번에 척추분리증과 전방전위증 소견이 보입니다. 통증이 심해서 허리가 심하게 휘었네요. MRI 검사 결과 요추 4-5번 척추전방전위증 부위, 오른쪽 신경공에 허리디스크가 파열되었습니다. 척추신경 가지를 심하게 압박합니다.

척추전방전위증이 있는 부위에 허리디스크가 파열되어 극심한 다리 통증을 느낀다면, 바로 수술을 시행하는 경우가 많습니다. 간단한 수술이면 좋겠습니다만, 척추전방전위증에 허리디스크가 파열된 상태라 인공디스크와 나사로 고정하는 척추유합수술을 해야 합니다. 30대 초반, 아직 미혼, 한창 일하고 활동해야 할 시기인데, 자고 일어나니 갑자기 너무 아파서 다음날 바로 척추유합수술을 한다면? 수술 후 인생 방향이 상당히 많이 달라질 겁니다.

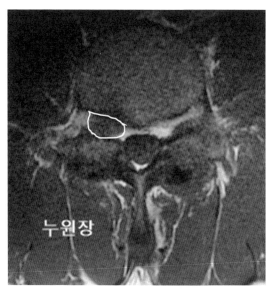

그림 29: 요추 4-5번 척추전방전위증, 우측 신경공에 디스크가 파열되었습니다

그래서 고민 끝에 일단 비수술 치료를 먼저 하기로 결정했습니다. 시술 후에도 통증이 좋아지지 않으면 척추유합수술을 하기로 했고요. 환자분도 상황을 충분히 이해하고 동의하셨습니다. 국소수면마취하에 신경박리시술과 신경주사치료를 동시에 시행했습니다. 시술 후 통증이 예상했던 것보다 많이 좋아졌습니다. 한 달 후 일상적인 생활이 충분히 가능한 수준으로 좋아졌고요. A씨가 원하는 대로 척추유합수술을 피한 것이죠. 일 년 지나서 엑스레이 검사를 다시 해보았습니다. 시술 전 통증 때문에 심하게 휘었던 허리가 시술 후에 많이 펴졌습니다.

신경공디스크 재발

수년 전 타 병원에서 요추 3-4번 신경공디스크 파열로 수술받으신 분입니다. 아침에 일어나는데 갑자기 엉덩이와 허벅지에 심한 통증이 생겼습니다. 일어서면 통증이 너무 심해서 휠체어에 앉아서 내원하셨어요. 허리를 구부정하게 앞으로 숙이고 겨우 몇 발자국 걸었습니다. MRI 검사 결과 예전에 수술한 부위에 디스크가 심하게 재발되었습니다. 다시 수술한다면 나사못을 넣은 척추유합수술을 해야 하는데요. 환자분은 어떻게든 수술은 피하고 싶다고 얘기하셨어요. 그래서 최선을 다해서 비수술 치료를 먼저 해보고 안 되면 수술하자, 이렇게 설명과 동의를 하고 치료를 시작했습니다. 경막외 신경박리시술을 시행한 후 신경주사치료를 2회 추가로 시행했습니다. 놀랍게도 매번 치

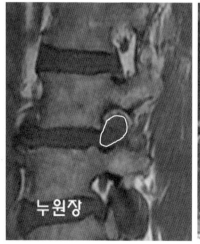
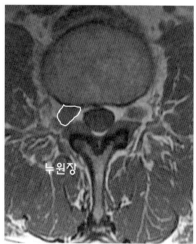

그림 30: 요추 3-4번 신경공디스크 재발

료할 때마다 환자분의 상태는 더 좋아집니다. 2주간 입원하여 집중 치료한 후, 휠체어 타고 오셨던 분이 이제 허리를 똑바로 펴고 잘 걷습니다. 수술을 피하는 8부 능선을 넘어섰습니다.

'그냥 너무 심하니까 바로 수술합시다. 나사못 넣는 척추유합수술 하면 근본적으로 좋아집니다.' 이렇게 치료할 수도 있겠지요. 그런데 나사못을 넣고 안 넣고의 차이는 하늘과 땅 차이입니다. 모든 환자가 다 이런 비수술 치료로 낫지는 않습니다. 하지만, 최선을 다해서 치료를 먼저 해보고 자연 치유를 유도하는 과정은 반드시 필요하다고 생각합니다. 사실 그동안 우리(우리란 의사, 환자, 보호자를 모두 포함합니다)는 너무 쉽게 수술을 결정하지 않았던가요? 적절한 치료로 잘 도와준다면, 우리 몸의 치유력은 상상을 초월할 때가 많습니다.

7. 허리디스크 시술, 두 번 해도 되나요?

허리디스크로 시술을 받았는데도 계속 아프다면? 시술을 한 번 더 받는 건 어떨까요? 누원장의 경험에 의하면, 시술 후에도 통증이 좋아지지 않고 더 아프다면 시술을 다시 하더라도 낫지 않는 경우가 대부분입니다. 시술과 같은 비수술 치료는 내 몸에는 효과가 없다고 판단하는 것이 맞습니다. 허리디스크가 심하게 파열되거나 탈출된 상태라면 이제 수술을 고려해야 합니다. 다행히 허리디스크가 아주 심하지 않다면 시술 이외의 다른 비수술 치료를 고려해보는 것이 좋습니다. 효과도 없는 시술을 두 번, 세 번 반복하는 것은 돈 낭비, 시간 낭비입니다. 고생은 고생대로 하고 제대로 낫지도 않기 때문이지요.

반면 이런 경우가 있을 수 있겠죠. '허리디스크로 2년 전에 시술을 받고 깨끗하게 나았는데 최근 다시 아프다.' 예전에 시술로 큰 효과를 본 분이라면 통증이 생겼을 때 시술을 다시 받는 것은 좋은 치료 방법이 될 수 있습니다.

8. 허리디스크 파열, 발목 마비, 그리고 비수술 치료

발가락 마비, 꼭 수술해야 할까?

40대 A씨. 허리가 가끔 아프고 안 좋았는데, 갑자기 오른쪽 엉덩이와 다리에 심한 통증이 생겼습니다. 신경주사치료를 받고 나서 통증은 많이 나아졌는데요. 걸을 때 다리에 힘이 떨어지고 감각도 둔합니다. 이학적 검사를 해보니 발목 힘은 정상입니다. 그런데 발가락 5개에 배굴 마비(dorsiflexion weakness)가 왔네요. 근력 점수 5점 만점에 4점으로 비교적 경미한 마비입니다.

MRI 검사 결과 요추 4-5번 허리디스크가 심하게 파열되었습니다. 통증은 거의 다 좋아진 상태입니다. 다행히 발목 힘은 정상이며 걸을 때 심하게 절룩거리지는 않습니다. 마비가 좋아지지 않으면 수술할 가능성이 있다고 설명하고 우선 허리디스크 약을 처방했습니다. 일주일 지나니 발가락 힘이 조금 좋아졌습니다. 이 주일 지나니 발가락 힘이 더 좋아졌고요. 한 달 지나니 발가락 힘이 거의 정상 수준으로 회복

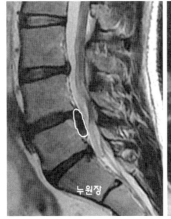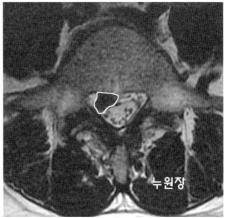

그림 31: 요추 4-5번 허리디스크 파열

되었습니다. 심한 허리디스크 파열이었지만 수술하지 않고 잘 나았던 경우입니다.

발목 마비, wait and see

십 년 전, 홍콩에서 열린 ISSLS 학회에 포스터 발표 차 참가했습니다. 기억나는 구연 연제 중에 '허리디스크 파열로 인해 발목 배굴 마비, 즉 풋드랍(foot drop)이 발생한 환자를 수술하지 않고 보존 치료한 결과' 발표가 있었습니다. 발목 배굴 마비 4점(참고로 정상은 5점, 완전 마비는 0점입니다)은 대부분 수술하지 않고도 자연히 좋아졌다고 발표했습니다. 허리디스크 파열로 인해 발목 배굴 마비가 생기면

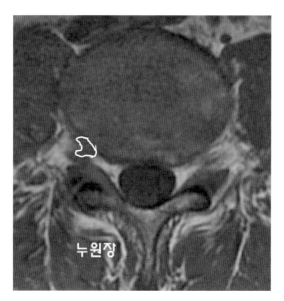

그림 32: 요추 4-5번 신경공디스크 파열

고민할 것 없이 빨리 수술하는 게 상식인지라 발표를 듣고 나서 약간 어이없는 연구라고 생각했습니다.

최근에 요추 4-5번 허리디스크가 파열되어 발목 배굴 마비 4점으로 내원한 분이 있었어요. 오른쪽 발목에 배굴 마비가 생겼습니다. 운전을 업으로 하는 분이라 마비가 고착되면 일을 못할 가능성이 높지요. 발목 마비 때문에 바로 수술하자고 말씀드렸습니다만, 환자분은 어떻게든 수술을 피하길 원하셔요. '그럼 일주일만 더 지켜보고 수술 여부를 결정하자'라고 말씀드렸어요. 일주일 후에 다시 내원하셨는데 발목 마비가 4점에서 5점, 정상으로 좋아졌습니다. 발가락만 4점 정도의 마비가 남아있습니다. 환자분은 수술을 결심하고 오셨는데요. 저는 마비가 좋아졌으니 수술 대신 시술을 하자고 말씀드렸지요.

자세한 설명 후에 신경박리시술을 시행했습니다. 시술 2주 후, 다리 통증이 VAS 8점에서 VAS 3점으로 좋아졌습니다. 다리 힘도 더 좋아지고요. 시술 두 달 후, 통증과 마비 모두 호전되어 결국 수술을 피할 수 있었습니다. 십 년 전 학회에서 들은 내용이 오늘에서야 온전히 이해됩니다. 마비가 아주 심하지 않다면, 일이 주 정도 보존치료를 하며 자연 회복을 기다려보는 것도 괜찮을 듯합니다.

또 다른 발목 마비 사례인 50대 A씨. 산에서 내려오는데 갑자기 오른쪽 다리에 힘이 빠지고 걸을 때 타박타박 걷습니다. 통증은 전혀 없는 상태이고요. 진찰해보니 오른쪽 발목 배굴 마비 3점 소견입니다. MRI 검사 결과 요추 4-5번 신경공디스크 파열로 진단되었습니다. 비수술 치료를 원하셔서 허리디스크 약을 처방하고 일주일 간격으로 외래에서 추적관찰 하였습니다. 치료 중에 발목 마비가 좋아지지 않거나 더 심해지면 바로 허리디스크 수술을 시행해야 합니다. 환자분은 일주일 후 발목 힘이 3점에서 4점으로 좋아졌습니다. 2주 후에는

4점에서 5점, 정상으로 좋아졌고요. 수술할 필요는 당연히 없겠죠.

허리디스크 비수술 치료의 중요성을 보여주는 사례들입니다. 환자의 상태를 세밀하게 관찰하면서 자연 호전을 기다려보는 것도 허리디스크를 치료하는 한 가지 방법입니다. Close observation. Wait and see!

진짜 마비? 가짜 마비?

누원장은 평소에 '허리디스크나 목디스크 파열로 마비가 왔다면, 적어도 이삼일 간은 치료를 해보고 수술 여부를 결정하자'고 주장합니다. 디스크 파열에 의한 충격으로 신경이 멍들고 기절하면서 나타나는 진짜 마비가 대부분이지만, '파열된 디스크가 신경을 자극해서 아프기 때문에 제대로 힘을 못 주는' 가짜 마비도 있기 때문입니다(물론 심각한 완전 마비의 경우는 예외입니다). 진짜 마비의 경우 비수술 치료로 통증이 좋아져도 여전히 마비 상태가 지속됩니다. 반면, 가짜 마비인 경우 비수술 치료를 해서 통증이 좋아지면 힘을 더 줄 수 있기 때문에 마비가 개선됩니다. 디스크 파열로 인해 발생한 마비가 진짜 마비일까? 아니면 가짜 마비일까? 비수술 치료를 하면서 일주일 정도 경과를 지켜보면 대개 알 수 있습니다.

40세 A씨. 급성 목디스크 파열로 심한 팔 통증이 생기고 팔에 힘도 약해졌습니다. 손을 쥐는 힘은 근력 점수 3점 이하, 손가락 펴는 힘 3-4점, 팔을 당기고 미는 힘은 4점. 교과서적으로는 목디스크 파열로 인해 팔에 심한 마비가 생긴 상태이니까 빨리 수술로 고쳐야 하겠죠. 하지만 아픈 지, 이틀밖에 안 되었습니다. 치료는 한 번도 안 해봤고요. 게다가 누원장은 통증이 호전되면 마비도 좋아지는 경우가 종종 있다는 걸 알고 있습니다. 그래서 바로 수술하지 않고 우선 신경주사 치료를 해보았습니다. 신경주사를 맞아도 좋아지지 않으면 수술하자고 말씀드렸어요. 신경주사치료 이틀 후, 손과 팔 힘이 모두 근력 점수 4-5점으로 정상 수준에 가깝게 회복되었습니다. A씨의 마비는 상당 부분이 가짜 마비였던 것이죠. 통증을 치료로 잡아주니까 아파서 힘을 못 주던 부분이 개선된 것입니다. 이제 남아 있는 통증만 적극적인 치료로 해결하면 될 것 같습니다.

전신마취하고 절개하고 목디스크 수술을 하느냐? 아니면 시간이 좀 걸려도 수술하지 않고 치료로 낫느냐? 한 사람의 인생이 180도 달라지겠죠. 허리디스크도 마찬가지입니다.

40대 A씨, 심한 다리 통증에 발목 배굴 마비 3점. 근력 마비가 심해서 수술해야 하는 적응증인데요. 일단 연휴기간 동안 치료하면서 지켜보고 수술 여부를 결정하기로 설명했습니다. 연휴 마지막 날인 크리스마스 아침. 회진 돌 때 보니 발목 마비 3-4점 사이에서 왔다 갔다

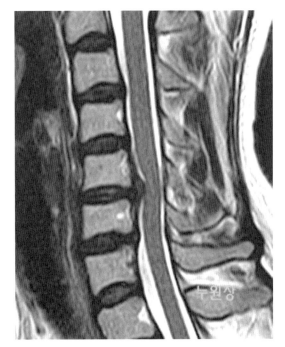

그림 33: 경추 5-6번 추간판탈출증

합니다. 다리 통증도 좋아지는 양상이고요. 내일 아침에 보고 여부를 최종 결정하자고 말씀드렸어요. 다음 날 아침에 보니 발목 마비가 4점으로 완연하게 호전되었습니다. 마비가 점차 좋아지는 경과라 수술 대신 신경박리시술로 변경하여 치료를 진행했습니다. 시술다음 날, 발목 마비가 4+로 더 호전되었네요. 결국 수술을 피할 수있었습니다.

허리디스크 파열로 심한 통증을 호소하거나 마비가 생겼을 때 이삼일 정도 자연회복이 되는지 지켜보는 것이 중요합니다. 완전 마비만 아니라면 급하게 수술하지 말고 조금만 지켜보면 어떨까요?

심한 통증과 발목 마비, 신경박리시술

허리디스크 파열로 인해 통증과 함께 발목 배굴 마비 3점이 생긴 분입니다. 수술이 필요한 상황인데, 어떻게든 수술 안 하고 치료가 가능한지 알아보러 오셨어요. 발목 마비가 심해서 반드시 수술해야 하는 상황인데 나이도 젊고 꼭 비수술 치료를 한번 해보고 싶다고 하시니, 시술 후에도 통증이나 마비가 좋아지지 않으면 일주일 내에 2차 수술을 해야 한다고 설명해 드렸습니다. 환자분이 본인의 상태와 치료 내용을 잘 이해하고 동의하셔서 수술 대신 신경박리시술을 먼저 시행했습니다.

시술 다음 날 아침, 발목 힘이 시술 전 3점에서 4로 호전되었습니다. 저녁 회진 돌 때 보니 4+에서 5−까지 급속도로 마비가 좋아지고 있습니다. 그동안 이런저런 상황에서 시술을 많이 했지만, 이렇게 빠르게 회복되는 건 저도 처음 봅니다. 어쨌거나 결과가 좋아서 환자분은 수술을 피할 수 있었습니다.

또 다른 허리디스크 파열과 발목 마비 치료 사례. 신경박리시술 후

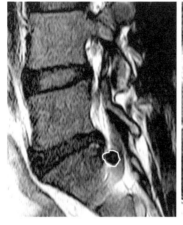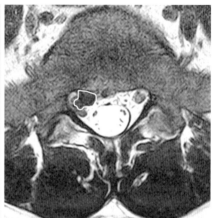

그림 34: 요추 5-천추 1번 추간판 파열

이틀째, 다리 통증이 VAS 10점에서 VAS 3점으로 호전되었고, 발목 마비는 4점에서 5점 정상으로 좋아졌습니다. 시술 전에는 통증이 심해서 의자에 제대로 앉지 못했는데 시술 후에는 편하게 앉을 수 있다고 합니다.

허리디스크가 파열되고 발목이나 발가락에 마비가 생겨도 치료로 나을 수 있다는 희망이 이제 생기시죠?

허리디스크 파열, 발목 마비, 비수술 치료가 가능한 이유

허리디스크가 파열되어 다리(발목)에 마비가 오면 수술로 고쳐야 한다고 설명하곤 했습니다. 늦게 수술하면 평생 다리를 절며 살수도 있다며. 그런데 이 발목 마비라는 것이 의외로 수술하지 않고 치료로 낫는 경우가 꽤 있더군요. 허리디스크가 파열된 상태에서 누워서 발목을 얼굴 쪽으로 당기면 신경이 더 자극되고 아프니까 힘을 못 주는 경우가 한 가지. 통증이 심한 상태에서 걷거나 활동을 하면 파열된 디스크와 신경이 마찰되면서 일시적으로 다리에 힘이 빠지는 경우가 또 한 가지입니다. 며칠이라도 비수술 치료를 적극적으로 하면 통증과 마비가 서서히 호전되는 경우를 종종 볼 수 있습니다. 발목이 전혀 안 움직일 정도로 마비가 너무 심하거나, 치료하는 동안 마비가 오히려 자꾸 더 심해진다면 당연히 수술을 빨리해야겠지요. 그동안 경험한 사례들을 보면 통상적으로 생각하는 것보다 척추신경이 버티는 자생력(buffering capacity)이 훨씬 더 큰 것 같습니다.

A씨는 가만히 누워 있으면 발목 힘이 거의 정상입니다. 조금만 서서 다니면 통증이 심해지면서 발목 배굴 마비가 3-4점 사이에서 왔다 갔다 합니다. 처음 내원했을 때는 발목 배굴 마비가 3점으로 심해서 수술이 필요하다고 생각했는데요. 다음 날 아침에 누워서 검진해보니 발목 힘이 5점으로 정상입니다. 환자분도 가급적 수술은 피했으면 하고요. 수술은 보류하고 일단 신경박리시술을 먼저 시행했습니다.

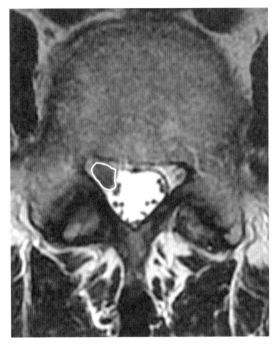

그림 35: 요추 4-5번 추간판 파열

하루 지나니 서서 다닐 수 있는 시간이 시술 전보다 확 늘었습니다. 발목 힘도 5점으로 정상 상태를 유지하고 있고요. 일단 급하게 수술 하지 않아도 될 것 같고, 최선을 다해서 수술을 피하는 시도를 해볼 수 있을 것 같습니다.

앞꿈치 들고 서기, 뒤꿈치 서기가 안 돼요.

"허리디스크가 파열되었는데 저는 걷는 데는 전혀 지장이 없어요. 그런데 한쪽 발을 앞꿈치 들고 서기(뒤꿈치 서기)가 잘 안됩니다. 그냥 방치해두면 마비가 고착되어서 장애가 남을 수 있다고 하던데, 허리디스크 꼭 수술해야 할까요?"

진료실에서 이런 질문을 하시는 분을 간혹 만납니다. 이야기를 들은 후 침대에 눕혀서 발목 근력을 테스트해보면 대부분 5점, 정상입니다. 하지만 신발 신고 서서 앞꿈치 들고 서기를 시켜보면 힘들어하죠. 앞꿈치 들고 서기 또는 뒤꿈치 서기가 잘 안 된다는 건 허리디스크 파열로 인한 일종의 근력 마비가 생겼다는 의미입니다. 다행히 근력 마비의 정도가 매우 경미합니다. 점수로 매기면 4점과 5점 사이, 즉 4+나 4++ 정도의 상태입니다. 허리디스크가 파열되고 발목 마비가 생겼을 때 수술을 하는 이유는 무엇일까요? 심한 발목 배굴 마비(0-2점)는 방치해두면 마비가 고착됩니다. 그 결과 다리를 절면서 걷는 보행장애가 영구적으로 생기죠. 발목 배굴 마비를 수술하는 핵심은 보행장애, 즉 걷는 데 지장이 있기 때문이죠. 경미한 발목 배굴 마비(4점)라도 걷는 데 지장이 없다면 급하게 수술할 이유는 없습니다. 발목 근력이 5점 정상이고 걷는 데 전혀 지장이 없는데 단지 앞꿈치 들고 서기가 안 된다고 허리디스크 수술을 할 이유는 더더욱 없겠지요.

엄지발가락 배굴 마비가 생겼는데 수술해야 하냐고 물어보는 경우도 많습니다. 발목 힘이 정상이고 엄지발가락 빼고 나머지 발가락 네 개의 힘이 정상입니다. 이런 경우 걷는데 전혀 문제가 없는 분들이 대부분입니다. 보행에 지장이 없다면 급하게 수술로 고칠 이유가 전혀 없어 보입니다. 진득하게 비수술 치료를 해보는 게 우선이겠죠. 충분히 치료를 했는데도 발목이나 발가락 힘이 더 약해지고 걷는 데 지장을 느낀다면, 그때 수술 여부를 고민해도 늦지 않습니다.

9. 신경박리시술은 디스크 흡수를 촉진시킵니다

신경박리시술은 탈출 또는 파열된 허리디스크의 흡수 과정을 촉진시킵니다. 허리디스크가 파열되면 주변에 신경독성물질이 고입니다. 척추신경과 디스크 조각 사이에 유착이 발생합니다. 자극된 척추신경 가지가 부어오릅니다. 신경박리시술은 특수 제작된 카테터를 경막외 공간으로 삽입한 후 허리디스크 병소에 최대한 근접시킵니다. 디스크 조각과 척추신경 사이에 발생한 유착을 박리하고 신경독성물질을 씻어내며 척추신경 가지의 부종을 가라앉힙니다. 이렇게 치료하면 디스크 조각 주변에 미세한 혈관 생성이 촉진됩니다. 신생 혈관을 통해 디스크 조각까지 다다른 백혈구들이 디스크 조각을 잡아먹습니다 (phagocytosis). 탈출 또는 파열된 디스크의 크기가 작아집니다. 치료 반응이 좋은 경우 마치 수술한 것처럼 깨끗하게 디스크 조각이 흡수되기도 합니다. 신경박리시술은 디스크 흡수 과정을 촉진시켜 빠르게 통증과 마비를 개선시킵니다. 그 결과 수술을 피하게 되는 것이죠.

척추수술 세 번, 또 디스크 탈출

심한 왼쪽 엉덩이 통증과 다리 방사통. 아파서 서기도 힘들고 누워 있기도 힘들답니다. 요추 3-4번 왼쪽 신경공에 디스크가 파열된 상태. A씨는 척추 수술을 이미 세 번이나 경험하신 분입니다. 이제 또 손을 대면 나사고정 수술을 해야 합니다. 다시는 척추 수술을 하고 싶지 않아서, 비수술 치료가 가능한지 문의 차 내원하셨습니다.

신경박리시술 시행 후 신경주사치료를 2회 추가로 시행했습니다. 비수술 치료 후 통증은 호전되었습니다. 시술 일 년 후에 MRI를 다시 찍어보았는데요. 파열된 디스크가 온데간데없이 깨끗하게 흡수

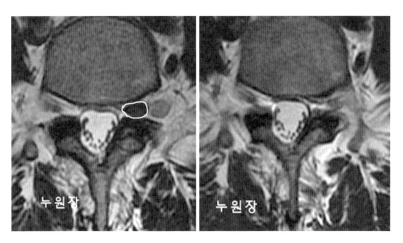

그림 36: (왼쪽) MRI 검사 결과 요추 3-4번 왼쪽 신경공디스크 파열이 진단되었습니다. (오른쪽) 시술 일 년 후 시행한 MRI에서 파열된 디스크가 완전히 흡수되었습니다.

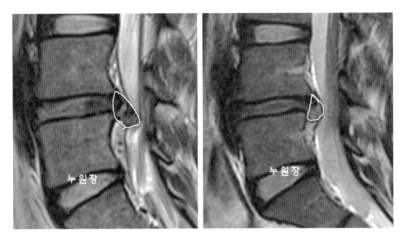

그림 37: (왼쪽) 시술 전, (오른쪽) 시술 일 년 후. 요추 4-5번 파열된 디스크가 흡수되어 크기가 확연하게 줄었습니다.

되었습니다.

허리디스크 환자의 98%는 수술이 필요 없습니다

주지의 사실이지만 허리 디스크 환자의 98%는 수술을 필요로 하지

않습니다.

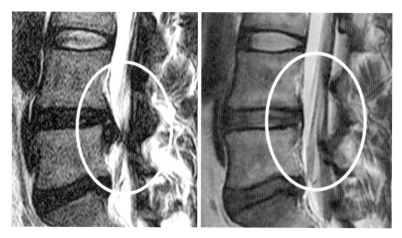

그림 38: (왼쪽) 시술 전, (오른쪽) 시술 6개월 후. 파열된 허리디스크가 흡수되어 완전히 사라졌습니다.

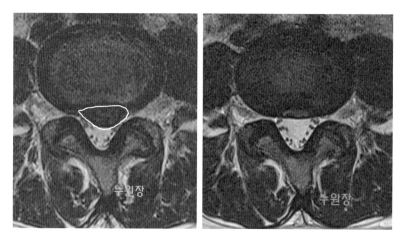

그림 39: (왼쪽) 시술 전, (오른쪽) 시술 일 년 후. 탈출된 디스크가 깨끗하게 흡수되었습니다.

10. 신경박리시술? 그거 주사치료만 해도 낫는 경우 아니에요?

허리디스크 파열을 신경박리시술로 고친다고 의사들에게 말하면, '그거 신경주사치료만 해도 낫는 경우 아니냐?'는 반응이 많습니다. 누원장이 신경박리시술을 시행하는 적응증은 통증 점수 VAS 7-10점 사이로 심한 다리 방사통을 호소하는 경우입니다. 누원장이 10년 전에는 무조건 수술을 시행하던 경우이고요. 사실 저의 주된 관심사는 시술과 주사치료의 경계가 아닙니다. 시술과 수술의 경계 쪽이죠. 과연 어디까지 시술이 효과가 있을까? 어느 정도로 심하면 바로 수술하는 게 나을까? 이 정도로 심하다면, 이 정도 지켜봐도 낫지 않는다면 수술해야 되지 않나? 신경박리시술로 치료하다 보면 누원장의 상식을 뛰어넘는 환자들을 종종 만납니다.

50대 A씨. 허리디스크가 파열되어 휠체어를 타고 오셨습니다. 통증 때문에 허리를 제대로 펴지 못합니다. 전혀 못 걷는 상태였어요. 누원장이 허리디스크 파열을 시술로 고친다는 사실을 알고 오셨습니다.

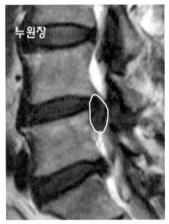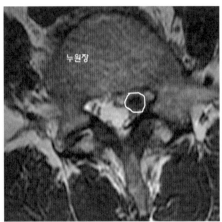

그림 40: 요추 4-5번 디스크 파열

100퍼센트 주치의를 신뢰하고 '낫는 데 시간이 걸리는 게 당연하다'며 항상 긍정적인 태도였습니다. 시술 후에도 회복 속도가 느렸어요. 신경 주사치료를 두세 번 추가해도 호전 정도가 미미합니다. 이 정도로 치료 반응이 느리면 '수술해야 하는 거 아닌가?'라는 생각이 들 정도였습니다. 그런데 시간이 지나면서 차츰 좋아집니다. 한 달 후에는 슬슬 걷기 시작합니다. 두 달이 지나니 무리 없이 만 보를 걸으시네요.

심한 허리디스크 파열에서 신경박리시술의 성공률은 85퍼센트 전후입니다. 시술로는 역부족이라 결국 수술하게 되는 환자들도 꽤 있습니다. 어쨌거나, 최선을 다해서 허리디스크 파열의 98퍼센트를 비수술 치료로 고치고 나머지 2퍼센트만 수술했으면 하는 것이 개인적인 바람입니다. 누원장이 시술과 수술의 접점을 찾는 노력을 계속하는 이유이고요.

11. 이렇게 심한데 시술로 고친다고? 그 의사 사기꾼 아니야?

요즘 누원장이 신경박리시술로 치료하는 허리디스크 파열 환자들은 십 년 전만 해도 바로 수술했던 분들입니다. 통증 점수 VAS 7~10점 사이의 심한 통증을 호소하는 분이 주 대상입니다. 경미한 발목 마비 (3~4점)가 동반된 경우도 시술을 시행하고 있습니다. 심한 허리디스크 파열 환자를 수술 대신 시술로 고친다고 하면 '그게 말이나 돼? 그 의사 사기꾼 아니야?'라고 생각하는 분도 있을 듯합니다.

1) 환자는 기본적으로 어떻게든 수술을 피하고 싶어 한다.
2) 디스크는 화학적 자극만 잘 치료해서 견디게 만들어주면 매우 잘 흡수된다.
3) 발목 배굴 마비도 일이 주 치료하며 지켜보면 좋아지는 경우가 많다.
4) 발목 완전 마비나 마미총증후군과 같이 응급 수술을 요하는 경우는 생각보다 많지 않다.

이런 생각에 근거하여 수년간 파열된 허리디스크를 신경박리시술로 치료했습니다. 예상했던 것보다 치료 결과가 훨씬 더 좋았습니다. 시술 6개월 후, 전체 환자의 85퍼센트에서 증세가 호전되어 수술을 피할 수 있었습니다. 물론 신경박리시술은 만능이 아닙니다. 신경박리시술을 시행해도 허리디스크 파열 100명 중 15명은 통증이나 마비가 좋아지지 않았고, 그중 일부는 결국 수술을 필요로 합니다. 시술 전에 항상 2차 수술 가능성에 대해 자세히 설명하는 이유입니다. 환자분이 충분히 이해하고 동의하는 경우에만 시술을 시행합니다.

사례 (1)

30세 A씨. 자고 나니 엉덩이와 다리에 극심한 통증이 느껴집니다. 구급차를 타고 내원하셨습니다. 통증이 심해서 전혀 걷지 못합니다. MRI 검사 결과 요추 4-5번 디스크가 심하게 탈출되었습니다. 정상 척추신경이 잘 보이지 않을 정도로 심하네요. 신경 압박이 너무 심해서 수술하는 게 좋겠다는 판단입니다. 환자분은 수술은 정말 피하고 싶어서 비수술 치료가 가능한지 물어보시네요. 아픈 지 얼마 안 되었고, 주된 통증이 허리 통증이며, 발목 마비나 소변 마비 소견이 없고, 또 치료도 전혀 하지 않았습니다. 일단 비수술 치료를 먼저 시작하기로 결정했습니다. 시술 후에도 2차 수술 가능성이 상당히 높다고 설명한 후 신경박리시술을 진행했습니다.

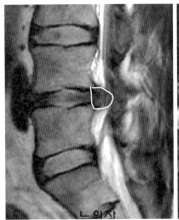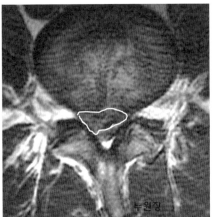

그림 41: 요추 4-5번 심한 디스크 탈출증

시술 다음 날 A씨는 통증이 좋아졌고 걸어 다닙니다. 시술 후 2주. 통증점수 VAS 10점에서 3점으로 많이 좋아졌습니다. 약간 뻐근한 정도의 불편감만 느낀다네요. A씨는 증상이 더 좋아져서 결국 수술을 피했습니다.

사례 (2)

40대 A씨. 허리디스크 파열로 수술이 필요하다고 듣고 오셨습니다. 예전에 요추 4-5번을 수술한 적이 있습니다. 나이도 젊은데 요추 3-4번을 또 수술하면 인생이 참 우울하겠죠. 수술 하지 않고 치료하는 방법을 원해서 오셨습니다. 충분한 대화와 치료 방법 설명 후, 환자분

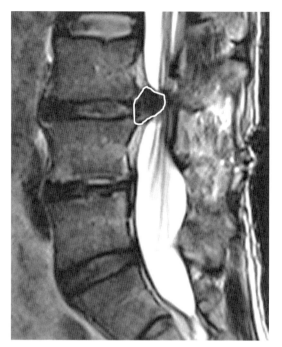

그림 42: 요추 3-4번 디스크 파열

동의하에 경막외 신경박리시술을 시행했습니다. 시술 전에 통증이 심해서 휠체어를 탔는데요. 시술 직후 폴대를 잡고 걷기 시작합니다. 시술 3개월 후, 통증이 많이 호전되어 잘 지내고 있다고 합니다.

사례 (3)

심한 허리디스크 파열로 인한 오른쪽 다리 방사통과 발목 마비가

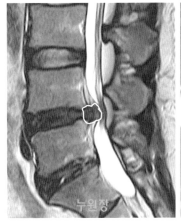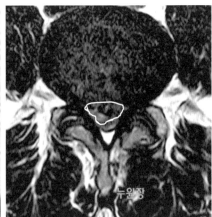

그림 43: 요추 4-5번 디스크 파열

주 증상입니다. A씨는 통증이 제대로 심해서 잘 걷지도 못하는 상태입니다. MRI 검사에서 허리디스크 파열이 너무 심해서 바로 디스크 제거 수술을 하는 것이 좋겠다고 말씀드렸습니다. A씨는 수술을 꼭 피하기를 원하시네요. 신경박리시술을 시행했습니다. 한 달 후, 통증은 VAS 8점에서 VAS 3점으로 상당히 좋아졌습니다. 발목 마비도 4점에서 5점 정상으로 좋아졌고요. 조금만 더 조심하면 본인이 원하는 대로 수술을 피할 수 있을 것 같습니다.

12. 신경박리시술을 이용한 허리디스크 파열 치료 결과 분석

심한 다리 방사통을 호소하는 허리디스크 파열, 이런 환자들을 수술하지 않고 신경박리시술로 고칠 수 있을까?

2017년 일 년 동안 누원장이 신경박리시술로 치료한 허리디스크 파열 환자 30명을 조사했습니다. 환자들은 모두 MRI 검사에서 급성 허리디스크 파열이 진단되었습니다. 엉덩이와 다리에 심한 통증을 호소했습니다 (VAS 7~10점). 1) 발목 마비가 심한 경우(3점 미만), 2) 마약성 진통제에도 반응하지 않는 극심한 통증을 호소하는 경우, 3) 디스크가 재발된 경우는 조사 대상에 포함시키지 않았습니다. 18명은 신경박리시술만 시행하였고요. 12명은 신경박리시술 후 신경주사치료를 추가로 시행하였습니다.

시술 3개월 후, 30명 중 단 한 명만이 시술 후에도 통증이 지속되어 2차 수술을 받았습니다. 나머지 29명(전체 환자의 96.7%)은 신경박리시술로 수술을 피할 수 있었습니다. 허리 통증은 시술 전 평균 VAS 3.8점에서 시술 후 평균 VAS 1.3점으로 좋아졌습니다. 다리 방사통은 시술 전 VAS 8.4점에서 시술 후 VAS 1.5점으로 매우 호전되었고요. 환자의 일상생활에서 기능 상태를 평가하는 ODI score는 50.6%에서 15.4%로 역시 매우 호전되었습니다. 시술 전 네 명의 환자가 경미한 발목 배굴 마비 소견을 보였는데요. 시술 후 3개월째 모두 근력이 5점, 정상으로 발목 힘이 좋아졌습니다. 30명 중 26명이 시술 성공으로 분류되어 전체 환자의 86.6%가 시술 3개월 후 성공적인 치료 결과를 보였습니다.(시술 성공은 다리, 허리 통증 모두 2점 이상 호전, ODI score 25% 이상 호전인 경우).

십 년 전이라면 무조건 **수술했던 심한 허리디스크 파열 환자 100명을 신경박리시술 +/- 신경주사치료로 치료했더니 시술 3개월 후 96명이 수술하지 않고 버티더라. 100명 중 86명은 수술하지 않고도 수술한 것처럼 좋은 치료 결과를 보이더라.** 요약하면 이런 내용입니다. 외래에서 환자분들에게 신경박리시술 설명할 때 '시술 성공률 85%, 100명 중 15명은 시술 후에도 통증이 지속되거나 2차 수술을 요할 수 있다'라고 말씀드립니다. 이런 내용은 과학적인 임상 연구 결과에 근거한 내용입니다.

본 연구 결과는 2018년 대한신경외과 춘계학회 (포스터)와 대한신경 통증학회 (구연)에 발표하였습니다. 대한신경통증학회에서는 누원장에게 '우수 연제상'을 주셨습니다.

13. 비수술 치료로 낫는 데는 시간이 걸립니다

허리디스크 탈출/파열을 치료로 고치기로 결정했다면 너무 조급해하지 마세요. 허리디스크가 치료로 나으려면 시간이 필요합니다. 한 달은 기본이고요. 두세 달 이상 걸리기도 합니다. 그러니 우선 마음을 편하게 하세요. 그런 다음 치료에 전념하면 됩니다. 수술이 빨리 낫는 가장 확실한 방법이긴 합니다. 그렇다고 다 수술로 고칠 수는 없는 노릇이지요. 수술을 피하는 대신 치료로 낫는 데는 시간이 좀 걸린다. 이렇게 생각하고 조급해하지 마세요. 하루하루 큰 변화가 없어도 일 주, 이 주 지나면서 통증이 점차 호전되고 몸이 편해진다면 경과가 상당히 좋은 겁니다. 먼저 통증이 조금씩 좋아지고 그다음에 저림이 좋아지기 시작합니다. 증상이 완연하게 좋아지는데도 빨리, 완전히, 100% 낫지 않는다고 조급하거나 우울할 필요는 절대로 없습니다.

치료해도 안 나아서 결국 수술하는 경우도 있습니다. 최선을 다해서 치료했는데 안 낫는다면 어쩔 수 없는 일입니다. 사실 허리디스크를

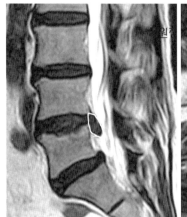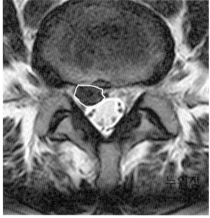

그림 44: 허리디스크 치료, 너무 조급해하지 마세요

수술로 제거하면 대부분의 경우 경과가 매우 좋답니다. 허리디스크는 암이 아닙니다. 마음을 편하게 긍정적으로 허리디스크를 생각하고 대처하면 좋겠습니다.

"허리와 우측 엉덩이, 다리 옆 뒤로 내려가는 심한 통증. 앉지도 못하겠고 눕지도 못하겠다. 몇 발자국도 걷기 힘들다. 밤에 아파서 잠을 못 잤다. 엄지발가락이 남의 살 같다."

50대 A씨. 심한 통증 때문에 휠체어를 타고 외래 진료실에 들어오셨습니다. MRI 검사를 하니 요추 4-5번 허리디스크가 심하게 파열되었습니다. 신경박리시술을 시행하였는데요. 시술하고 나니 극심한 통증은 호전되었습니다만 아직 통증이 꽤 느껴진답니다. 시간이 지나면서 통증이 더 좋아져야 하는데 정체된 상태입니다. 신경주사치료를 3회 추가로 시행했습니다. 시술하고 한 달 보름이 지나니 걷는 게 이전보다 훨씬 편해진답니다. 네 번째 신경주사치료를 시행했습니다. 시술 후 두 달이 지나니 통증이 완전히 사라졌습니다. 아주 편하게 잘 걷습니다. 누원장에게 감사하다고 이야기하시네요.

사실 시술 후에 극심한 통증은 호전되었지만, 일상생활을 제대로 하기엔 남아있는 통증이 상당히 심한 편이었습니다. 누원장도 속으로는 걱정을 했습니다. 환자분은 신경박리시술 후 통증이 좋아지려면 충분한 시간이 필요하다는 걸 잘 이해하고 있었습니다. 긍정적인 마인드로 적극적으로 치료 과정을 잘 따라왔기 때문에 결국에는 좋은 치료 결과를 얻을 수 있었어요. 축하드립니다.

14. 파열된 디스크, 조심 안 하면 또 파열됩니다

신경박리시술로 치료한 후 통증이 많이 좋아져도 한 달 이상 상당히 조심해야 합니다. 통증이 빨리, 많이 좋아지면 '아 이제 다 나았나 보다' 하고 생각하기 쉬운데요. 일단 한고비는 넘긴 상태입니다. 하지만 파열된 허리디스크는 여전히 불안정합니다. 아프지 않다고 무리하게 운동을 하거나, 스트레칭을 하거나, 술을 마시거나, 장거리 운전을 하면 허리디스크가 또 파열될 수 있습니다. 2차 파열은 1차 때보다 훨씬 심한 통증과 마비가 동반됩니다. 대부분 바로 허리디스크 수술을 받게 됩니다.

비수술 치료 후 통증이 호전되어도 많이 조심해야 합니다. 허리디스크가 안정되고 흡수되는 데는 시간이 걸리기 때문입니다. 한두 달 열심히 약도 먹고 물리치료도 하고요. 운동은 가벼운 산책만 하면 좋습니다. 술자리는 가급적 피하시고요. 장거리 운전도 마찬가지입니다. 주말에는 집에서 빈둥빈둥 편하게 쉬고요. 충분한 시간이 지난 후

유산소 운동부터 서서히 시작하는 것이 안전합니다. '돌다리도 두들겨 보고 간다'는 마음으로 여유롭게 몸을 서서히 만들어나가도록 합니다.

15. 신경박리시술 말고 다른 시술은 어떤가요?

척추풍선확장술과 꼬리뼈내시경레이저시술

허리디스크 파열을 치료하는 시술 방법에 신경박리시술만 있는 건 아닙니다. 신경박리시술처럼 꼬리뼈를 통해 시행하는 시술로는 '척추풍선확장술'과 '꼬리뼈내시경레이저시술'이 있습니다. 신경박리시술에 사용하는 카테터에 풍선을 부착하거나(척추풍선확장술) 아주 작은 내시경과 레이저를 부착해서(꼬리뼈내시경레이저시술), 일차적으로 신경박리시술을 시행한 후 추가적인 치료 효과를 노리는 시술 방법들입니다. 누원장은 대부분의 허리디스크 파열 환자를 신경박리시술로 치료하고 있습니다. 카테터에 풍선이나 내시경레이저를 부착하면 치료 기구의 가격이 상승합니다. 이는 시술비의 상승으로 이어집니다. 카테터에 풍선이나 내시경레이저를 부착하면 카테터의 굵기가 더 두꺼워집니다. 이로 인해 시술 도중 환자는 더 심한 통증을 느낄 수 있습니다. 신경박리시술에 비해 치료 효과가 월등하게 더 좋다면 이런 단점들을 감수하더라도 척추풍선확장술이나 꼬리뼈내시경레이저시술을 시행하는 것이 더 합리적입니다. 실제 치료 결과는 어떨까요? 누원장의 개인적인 경험에 근거한 의견입니다만, 실제로는 큰 차이를 못 느끼겠습니다. 그래서 치료비도 조금 저렴하고 환자가 느끼는 통증도 심하지 않은 신경박리시술을 선호한답니다.

고주파수핵감압술과 허리디스크 퇴행

허리디스크, 목디스크를 수술하지 않고 고치는 비수술 치료, 여러 가지 시술이 개발되어 널리 쓰이고 있습니다. 시술은 크게 '고주파수핵감압술'처럼 디스크를 바늘로 찔러서 치료하는 방법과 '신경박리시술'처럼 디스크를 직접 건드리지 않고 주변의 신경독성물질을 씻어내고 유착을 풀어주는 방법, 이렇게 두 가지로 나눌 수 있는데요. 디스크를 직접 바늘로 찌르는 고주파 시술은 디스크 자체의 퇴행을 급격하게 유발할 수 있어 주의를 요합니다.

2013년도에 J Orthop Res라는 국제학술지에 **'바늘로 디스크를 찌르면 디스크의 퇴행성 변화가 생긴다'**는 논문이 발표되었습니다.[3] 마우스를 이용한 동물실험 결과인데요. 실험용 마우스의 디스크를 26게이지 굵은 바늘로 찔렀더니 디스크 간격이 좁아지고 디스크 내부의 퇴행성 변화가 급격하게 진행되었습니다. 반면 29게이지 가는 바늘로 찌른 경우에는 디스크의 퇴행성 변화는 관찰되지 않았습니다. 사람을 대상으로 한 논문도 비슷한 결과를 보여줍니다. 2009년에 Spine

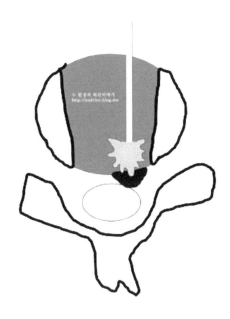

그림 45: 고주파수핵감압시술

이라는 유명한 국제 척추학술지에 발표된 논문입니다.[4] 목디스크를 수술할 때 수술 부위 디스크에 바늘을 찌르고 나서 엑스레이를 찍어 정확한 디스크의 위치를 확인합니다. 간혹 수술 부위의 위 또는 아래 디스크에 바늘을 찌르는 경우가 생기는데요. 이런 경우를 추적 관찰했더니 수술 인접 부위 디스크의 퇴행이 3배 이상 빠르게 진행되었다고 합니다.

그러니까 바늘로 디스크를 찌르면 동물이든 사람이든 디스크의 퇴행성 변화가 빠르고 심하게 진행한다는 것이지요. 바늘로 한번 찌르기만 해도 디스크 퇴행이 심해지는데, 바늘로 찌르고 고주파로 지지면 디스크의 퇴행이 훨씬 빠르게, 심하게 진행하지 않을까요? 시술 후에 당장은 좋을지 모르나 장기적으로 문제가 될 수 있겠지요. 누원장이 허리디스크나 목 디스크를 치료할 때 고주파 시술을 선호하지 않는 이유입니다.

고주파수핵감압술 + 신경성형술

40대 A씨. 특정 자세에서만 허리 엉덩이에 약간의 불편함을 느끼는데 통증은 매우 미약해서 VAS 1점(10점은 최고로 극심한 통증을 의미하며 0점은 통증이 하나도 없는 상태를 말합니다. 점수가 커질수록 더 많이 아프고 점수가 적을수록 덜 아픈 상태이겠죠). 일상생활은 무리 없이 잘합니다. 허리디스크에 꼭 고주파 시술과 신경성형술이 필요한지 문의하러 오셨습니다.

허리디스크 시술이나 수술은 1) MRI 소견이 심하고 2) 통증이나 마비처럼 환자의 증상도 심할 때, 시행하는 것이 맞습니다. A씨는 1) MRI 상 디스크가 매우 경미하며 2) 통증도 매우 경미한, 상태입니다. 당연히 제 기준에는 시술이나 수술이 전혀 필요하지 않은 상태입니다. 허리디스크 약만 1주일 처방했습니다. 가볍게 걷기 운동도

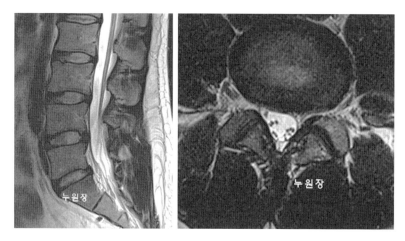

그림 46: MRI 소견도 경미하고 증상도 심하지 않다면 굳이 고주파 시술을 받아야 할 이유는 없습니다.

하시도록 설명해 드렸습니다. 그것만으로도 충분합니다.

누원장의

허리디스크
수술

1. 허리디스크, 꼭 수술이 필요한 경우

1. 심한 발목 배굴 마비: 허리디스크 파열에 의해 척추신경 가지가 눌리면서 발목을 위로 당기는 힘이 약해지는 것을 발목 배굴 마비(dorsilfexion weakness)라고 합니다. 풋드랍(foot drop), 또는 족하수라고도 부릅니다. 경미한 발목 마비(3-4점)는 비수술 치료를 하면 자연히 호전되는 경우가 많습니다. 반면, 심한 발목 배굴 마비(2-0점)는 가급적 빨리 수술을 시행해서 파열된 디스크를 제거해야 합니다. 시간이 지나면 발목 배굴 마비가 고착되기 때문인데요. 골든타임을 놓치면 뒤늦게 수술해도 마비가 잘 회복되지 않습니다. 후유증으로 인해 평생 발목을 절면서 생활할 수도 있어요.

2. 마미총증후군: 척추신경은 흉추와 요추 경계 부위에서 가는 척추신경 가지로 나뉩니다. 척추신경 가지들이 마치 국수 다발처럼 모여서 내려갑니다. 이런 척추신경 가지 다발의 모양이 말꼬리 같다고 해서 마미총이라고 부른답니다. 드물게 커다란 허리디스크 덩어리가

척추관을 거의 다 막을 정도로 심하게 파열되기도 합니다. 이 경우 파열된 디스크 덩어리가 엉덩이와 다리로 내려가는 척추신경 가지를 압박하면서 동시에 소변과 대변을 조절하는 척추신경 가지를 압박하는데요. 환자는 심한 엉덩이 통증, 다리 통증을 느끼고, 발목 배굴 마비가 발생하여 다리를 절고 걷습니다. 동시에 소변이 마려운 느낌이 덜하고 시원하게 보지 못하는 방광 기능 저하가 발생합니다. 이런 현상을 '마미총증후군'이라고 부릅니다. 마미총증후군이 발생하면 가급적 빨리 수술을 시행하는 게 좋습니다. 뒤늦게 수술하면 방광 기능 회복에 육 개월 이상 시간이 걸리기도 합니다. 운이 나쁘면 방광 기능이 회복되지 않아 평생 장애로 남을 수 있습니다.

3. 극심한 통증: 허리디스크가 파열되어 많이 아프더라도 비수술 치료로 낫는 환자가 많습니다. 간혹 허리디스크 파열이 너무 심해서 백약이 무효인 경우를 봅니다. 마약성 진통제나 무통 주사 모두 소용없습니다. 여자분들은 아기 낳을 때의 산통보다 통증이 더 심하다고도 하고요. 통증 때문에 끙끙 앓고 안절부절못하며 밤새 한숨도 못자고 얼굴색이 확 변합니다. 극심한 통증을 호소하는 경우 어설프게 치료로 시간을 끌면 척추신경도 상하고 환자의 몸도 상하기 쉽습니다. 빠른 수술을 통해서 환자를 근본적으로 통증에서 해방시켜야 합니다.

4. 허리디스크 + 척추관협착증: 허리디스크는 연골이므로 심하게 파열되어도 치료하면 잘 흡수됩니다. 척추관협착증은 뼈가 자라나서 신경을 압박하는 병입니다. 뼈는 치료해도 흡수가 안 됩니다. 심한 척추관협착증은 수술로 고치는 경우가 많습니다. 척추관협착증으로 인해 척추관이 이미 좁아진 상태에서 허리디스크가 파열되면 갑자기 척추관이 완전히 막혀버립니다. 심한 통증을 느끼고 마비도 잘 생깁니다. 비수술 치료에도 반응이 떨어집니다. 적극적으로 치료해도 통증이나 마비가 좋아지지 않는다면 '심한 척추관협착증'에 준해서 근본적인 치료인 수술을 고려하는 게 좋습니다.

5. 비수술 치료에 반응이 없는 경우: 신경주사치료를 삼사 회 이상 받았거나 신경박리시술을 시행했는데도 통증이 호전되지 않는다면 마지막 단계 치료인 수술을 고려하게 됩니다.

2. 허리디스크 파열, 발목 완전마비, 빠른 수술이 제일 중요

대부분의 허리디스크는 치료로 고칠 수 있습니다. 반드시 수술로 고쳐야 하는 몇 안 되는 경우 중 하나가 허리디스크 파열로 인한 발목 배굴 완전마비(foot drop, 족하수) 입니다. 파열된 디스크 조각이 척추신경 가지를 꽝 치면서 척추신경 가지가 기절하면 갑자기 발목을 위로 젖히지 못하고 다리를 절면서 걷습니다. 허리, 다리가 며칠 심하게 아프다가 갑자기 통증이 좋아지면서 다리에 힘이 빠지는 경우가 많고요. 때로는 큰 통증 없이 발목에 마비가 오기도 합니다. 척추신경이 기절하면서 마비가 오기 때문에 통증은 오히려 좋아지지만 다리에 힘이 빠지고 심하게 절게 되지요. 통증이 좋아진 상태로 진료를 보러 오는 경우가 많은데요. 의사가 빨리 수술해야 한다고 진단해도 아프지 않으니까 주저하거나 무시해버리는 경우를 종종 봅니다. 발목이 전혀 움직이지 않는, 즉 완전히 마비된 경우 가급적 빨리 수술을 시행해서 디스크를 제거하는 게 좋습니다. 수술하기 싫어서 또는 의사가 믿기지 않아서 여기저기 병원을 다니며 수술의 골든타임을 놓치는 경우가 많은데요. 늦게 수술할수록 발목 마비가 좋아지지 않을 가능성이 점점 높아집니다. 가장 나쁜 시나리오는 평생 다리를 절면서 살 수도 있다는 건데요.

50대 A씨. 갑자기 다리가 심하게 아프다가 통증은 좋아졌지만 다리에 힘이 빠져서 누원장을 찾아오셨습니다. 이학적 검사를 해보니 왼쪽 발목을 위로 올리는 배굴(dorsiflexion)이 전혀 되지 않습니다. 허리디스크 파열로 인한 발목 완전마비가 의심됩니다. MRI 검사를 해보았더니 요추 3-4, 요추 4-5번 두 군데 디스크가 동시에 파열되었습니다. 발목 완전마비가 생긴 지 약 2주 정도 지난 것 같습니다. 내일이라도 빨리 수술을 하는 게 좋겠다고 설명 드렸는데요. 수술까지는 생각을 안 하고 내원하셨다가 황망한 마음에 잠시 고민을 하셨습니다. 고민 끝에 수술을 하기로 어려운 결정을 내리셨어요. 두 군데 현미경디스크수술을 시행해서 파열된 디스크를 제거하고 척추신경 가지를 살렸습니다. 마비가 심해서 회복에 시간이 상당히 걸릴 것으로 예상했습니다만, 다행스럽게도 수술 직후 다리 힘이 조금씩 좋아지더니 일주일 지나니 힘이 0점에서 3점으로 빠르게 좋아졌습니다. 4점 가까이 힘이 좋아진 상태로 퇴원하셨고요. 조심하면서 기다리면 거의 정상 수준, 5점으로 발목 힘이 회복될 듯합니다. 환자분이 미루지 않고 빨리 결정해서 수술의 골든타임을 놓치지 않은 덕분입니다.

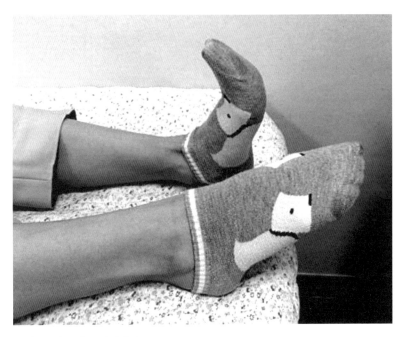

그림 47: 발목 배굴 완전마비

허리디스크 파열 때문에 발목 완전마비가 생긴 경우, 가급적 빨리 수술을 받는 것이 좋습니다. 수술 여부는 통증의 심한 정도와는 전혀 상관없습니다.

3. 허리디스크 파열, 마미총증후군

50대 A씨. 한 달 전부터 허리와 왼쪽 다리에 통증이 생겼습니다. 통증이 심해서 걷지 못합니다. 아파서 잠을 못 잔 지 일주일, 똑바로 눕지도 못합니다. 엉덩이와 허벅지에 마취 풀리는 것처럼 느낌이 이상합니다. 소변을 보지만 시원하지 않습니다. 통증주사를 두 번 맞았는데도 증상은 오히려 심해집니다. 더 큰 병원에 가보라고 권유받고 오셨습니다.

MRI 검사를 해보니 요추 5-천추 1번 허리디스크가 심하게 파열되었습니다. 신경이 전혀 보이지 않을 정도입니다. 이대로 놔두면 마비가 진행되어 다리를 절게 되고 대소변 장애도 올 수 있습니다. 즉, '마미총증후군'이 생길 수 있습니다. 바로 다음 날 오전에 현미경디스크수술을 시행했습니다. 파열된 디스크 덩어리들을 조심스럽게 다 제거하니, 그제야 신경의 혈색이 돌아옵니다. 수술 직후 허리, 엉덩이, 그리고 다리에 느껴지던 극심한 통증은 다 사라졌습니다. 수술을 빨리

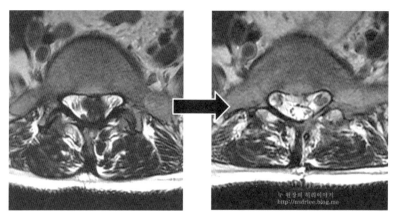

그림 48: 요추 5-천추 1번 심한 디스크 파열(왼쪽: 수술 전, 오른쪽: 수술 후)

시행한 덕분에 환자분은 후유증 없이 잘 회복하였습니다.

30대 A씨. 허리를 삐끗한 후 갑자기 양다리가 심하게 당깁니다. 의자에 앉지 못하고 겨우 서 있습니다. 양쪽 엉덩이 감각이 둔하고 양쪽 허벅지 안쪽 감각이 둔합니다. 소변과 대변볼 때도 감각이 많이 둔하다고 하네요. MRI 검사 결과 요추 5-천추 1번 심한 허리디스크 파열로 인해 대소변 마비가 진행되는 마미총증후군 상태입니다.

내원 당일 입원해서 준비 후 다음날 바로 현미경디스크수술을 시행하였습니다. 수술 후 마비와 다리 당기는 증상은 호전되었습니다. 수술하고 한 달 지나니 정상적인 일상으로 복귀할 수 있었습니다. 매일

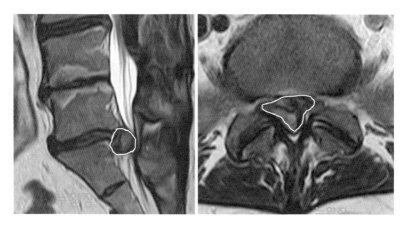

그림 49: 요추 5-천추 1번 심한 디스크 파열

만보 걷기와 다이어트, 반드시 꾸준하게 하시라고 강조해서 설명해 드렸습니다.

4. 허리디스크 파열, 극심한 통증

50대 A씨. 두 달 전부터 왼쪽 엉덩이와 다리에 심한 통증이 생겼습니다. 통증클리닉에서 허리에 주사도 맞고 여기저기 병원에 다니면서 치료를 받았지만 통증은 갈수록 더 심해집니다. 극심한 통증 때문에 서지도 못하고 누워 있기도 힘든 상태로 내원하셨습니다.

MRI 검사를 해보니 요추 3-4번 왼쪽 신경공에 디스크가 파열되었습니다. 파열된 디스크 조각이 척추신경 가지를 심하게 압박하고 있네요. 무통주사, 진통제 수액, 근육주사 등등, 통증을 가라앉히기 위해 여러 가지 치료 방법을 써 보았지만 전혀 반응이 없습니다. A씨는 통증이 너무 심해서 안절부절못하고 막 넘어가려는 상태입니다. 비수술 치료는 소용없을 것으로 판단됩니다. 현미경디스크수술을 시행하여 파열된 디스크를 근본적으로 제거하기로 결정했습니다.

수술 소견을 보니 신경공디스크가 너무나도 심하게 파열되어 척추신경 가지를 누르고 있었는데요. 조심스럽게 파열된 디스크를 제거하고

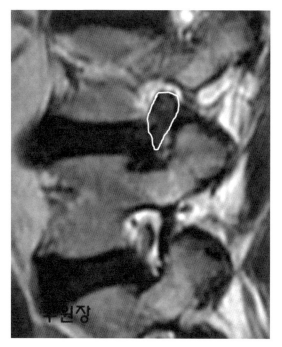

그림 50: 요추 3-4번 신경공디스크 파열

신경이 숨을 쉬도록 만든 후 수술을 마쳤습니다. A씨는 수술 직후부터 다리 통증이 바로 좋아졌고요. 다음 날부터 잘 걸어 다닙니다.

또 다른 사례를 볼까요? 허리디스크 파열로 인한 극심한 통증을 호소한 A씨. 지방에서 구급차를 대절해서 서울 잠실까지 찾아오셨습니다. CT 검사를 하고 별로 병이 심하지 않다고 들으셨는데요. 환자분은

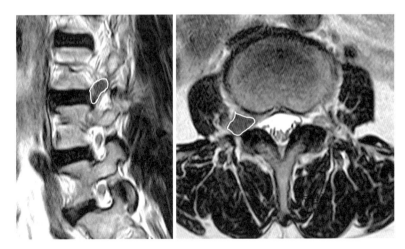

그림 51: 요추 3-4번 신경공디스크 파열

엉덩이와 허벅지에 심한 통증을 호소합니다. 아기 낳을 때보다 더 아프답니다. 계속 끙끙 앓고 앉지도 걷지도 서지도 못하는 상태. 무통주사를 달아도 통증이 가라앉지 않습니다. 아파서 밤새 한숨도 못잡니다. MRI 검사결과 요추 3-4번 신경공디스크가 심하게 파열되었습니다. 누원장은 가급적이면 허리디스크를 바로 수술하지는 않습니다. 하지만, 극심한 통증을 호소할 때 치료하다가 수술의 골든타임을 놓치면 후유증이 남을 수도 있습니다. 다음날 현미경디스크수술을 바로 시행했습니다. 수술은 잘 되었고요. 심한 엉덩이와 허벅지 통증도 수술 후 바로 좋아졌습니다.

5. 심한 척추관협착증 + 허리디스크 파열

척추관협착증이 심한 상태에서 허리디스크가 파열되면 척추신경이 매우 심하게 압박되어 극심한 통증과 함께 '마미총증후군'이 생길 수 있습니다.

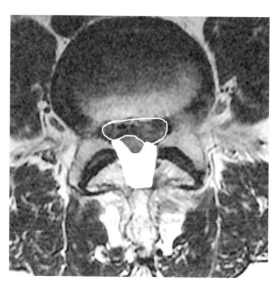

그림 52: 요추 4-5번 심한 척추관협착증과 허리디스크 파열(검은색: 허리디스크 파열, 흰색: 척추관협착증)

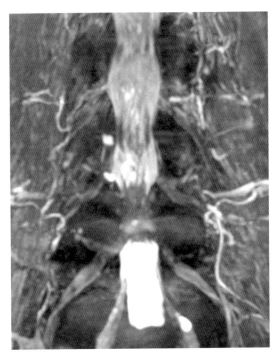

그림 53: 엠알 마이엘로 검사에서 신경 압박이 심해 신경
이 완전히 막힌 total block 소견이 보입니다.

60대 A씨. 어느 날 갑자기 허리와 양쪽 엉덩이 다리에 극심한 통증이
생기더니 서너 발자국 이상 걷지 못합니다. 오른쪽 다리에 힘이 빠져
서 절룩거립니다. 소변이 시원하지 않고 자주 나옵니다. 변기에 앉아
서 변을 볼 때 항문에 힘이 안 들어갑니다. 이학적 검사와 병력 청취
를 해보니 마미총증후군이 의심됩니다. MRI 검사와 엠알 마이엘로
검사 결과 요추 4-5번에 척추관협착증과 허리디스크 파열이 발생한

상태. 척추신경을 앞뒤에서 샌드위치처럼 심하게 누르고 있습니다. 그 결과 발목 마비와 소변 대변 장애가 동시에 발생하는 마미총증후군이 생긴 겁니다.

신경감압수술과 현미경디스크수술을 동시에 시행하였습니다. 수술 후 발목 마비, 소변 대변 장애와 심한 통증 모두 호전되었습니다.

6. 허리디스크 파열, 수술이 꼭 필요한데 이 악물고 참으면?

허리디스크 파열, 웬만하면 비수술 치료로 고칠 수 있습니다. 하지만 꼭 수술이 필요한 경우도 있습니다. 1) 치료 도중에 파열된 디스크가 오히려 더 심해지는 경우, 2) 파열된 디스크의 양이 너무 많아서 흡수될 때까지 척추신경이 버티기 힘든 경우, 3) 파열된 디스크가 상당히 딱딱해서 흡수가 잘 안 되는 경우. 이런 세 가지 경우에 비수술 치료는 큰 효과를 못 보기도 합니다. 신경주사치료나 신경박리시술과 같은 비수술 치료를 적극적으로 시행했는데도 통증이 좋아지지 않는다면? 수술로 파열된 허리디스크 조각을 근본적으로 제거하는 것이 바람직하겠죠?

'디스크는 흡수가 잘되니까 이 악물고 참으면 결국에는 파열된 디스크도 흡수되고 통증도 좋아질 거야.' 이런 생각을 할 수 있겠지요. 대부분의 경우 맞는 이야기입니다. 하지만 이런 생각을 가지고 억지로 참다가 심각한 후유증이 생기는 경우가 있어 주의를 요합니다. A씨,

요추 4-5번 디스크 파열로 병원에서 시술을 받았지만 통증이 좋아지지 않습니다. 수술을 권유받았지만 A씨는 수술을 안 하고 일 년간 통증을 참았습니다. 일 년 후 처음에 느끼던 당기고 아픈 통증은 좋아졌습니다. 하지만 시리고 화끈거리고 저리는 통증이 새로 생겼습니다. 여전히 다리에 통증이 심해서 잠을 자기 힘들 정도입니다. MRI를 다시 찍어 보았습니다. 요추 4-5번에 파열된 디스크는 완전히 흡수되었습니다. A씨는 반드시 수술을 해야 하는 상태였지만 억지로 참으면서 수술의 적기를 놓친 경우입니다. 파열된 디스크는 결국 다 흡수되었습니다. 그런데 일 년 내내 시달리면서 척추신경 가지가 상하고 멍드는 변성이 생긴 것입니다. 척추신경 가지가 상해서 생기는 통증을 신경병성 통증(neuopathic pain)이라고 부릅니다. 신경병성 통증이 생기면 약, 신경주사치료, 시술과 같은 비수술 치료를 해도 호전되지 않는 경우가 많습니다. 잘못하면 난치성 통증을 평생 달고 살기도 합니다. 수술은 최대한 피하는 것이 바람직합니다. 하지만, 비수술 치료가 전혀 효과가 없다고 판단되면 과감하게 수술을 시행하는 용기가 필요합니다.

7. 신경공디스크수술, 엠알 마이엘로 검사가 중요한 이유

70세 A씨. 두 달 전부터 갑자기 오른쪽 다리에 심한 통증이 생겼습니다. MRI 검사를 하고 신경주사치료를 세 번 받았지만 통증이 좋아지지 않습니다. 아파서 10미터도 걷기 힘들어서 내원하셨습니다. MRI 검사를 판독하니 요추 4-5번과 요추 5-천추 1번에 신경공디스크 탈출과 척추관협착증 소견이 보입니다. 요추 4-5번 신경공은 예전에 수술을 받은 적이 있군요. 두 군데 다 병이 심합니다. 두 군데 다 통증의 원인일 수도 있고요. 두 군데 중 한 군데만 원인일 가능성도 있습니다.

통증의 원인이 어디인가를 정확하게 특정하는 것은 환자분에게 매우 중요합니다. 수술 방법이 완전히 바뀌기 때문인데요. 만약 요추 4-5번 신경공디스크가 통증의 원인이라고 진단한다면, 요추 4-5번 신경공은 재수술이므로 인공디스크와 나사못을 삽입하는 척추유합수술을 해야 합니다. 요추 4-5번에 척추유합수술을 하면 요추 5-천추 1번도 척추유합수술을 해야 합니다. 결국 척추유합수술을 두 부위에 시행

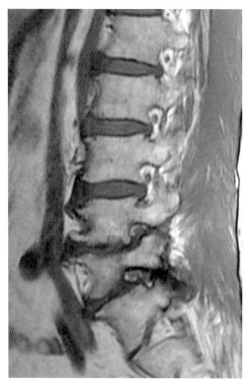

그림 54: 요추 4-5번, 요추 5-천추 1번 신경공디스크
와 협착증

하게 되는 것이죠. 전신마취가 필요하고 시간이 오래 걸리는 큰 수술
입니다. 수혈이 필요할 수 있습니다. 70세에 전신마취하고 크게 수술
하면 내과적인 합병증이 생기기도 합니다. 수술 후에도 보조기를 3개
월간 착용하고 일은 쉬어야 합니다.

반면, 요추 5-천추 1번이 통증의 원인이라면? 요추 5-천추 1번 한 곳만 수술하면 되겠죠. 신경감압수술과 추간판제거수술로 치료 가능합니다. 인공디스크나 나사못을 사용하지 않습니다. 마취와 수술 시간도 한 시간 전후로 짧고요. 수혈은 당연히 안 하겠죠. 수술 후 회복도 훨씬 빠릅니다. 일이 주 휴식 후 일을 다시 시작할 수 있습니다.

MRI에서 통증의 원인이 어디인지 애매한 경우 '엠알 마이엘로 검사'를 해보면 바로 답이 나옵니다. 엠알 마이엘로 검사 결과 A씨는 요추 4-5번 신경압박은 심하지 않았습니다. 요추 5-천추 1번의 신경공디스크 탈출이 극심한 통증의 원인으로 진단되었습니다. 그렇다면 척추유합수술 대신 신경감압수술로도 충분히 치료할 수 있습니다.

A씨는 요추 5-천추 1번에만 신경감압수술을 시행 받았습니다. 수술 후 극심한 다리 통증은 호전되었습니다. 수술 2주 후, 일을 다시 시작했습니다. 수술 한 달 후, 수술 전에 10미터 걷기도 힘들었는데 지금은 하루 4킬로 정도 걸어 다닌다고 하시네요. 이게 다 엠알 마이엘로 검사 덕분입니다.

Q: 두 달 전부터 왼쪽 다리에 심한 통증이 시작되었습니다. MRI 검사 후 시술을 받았지만 통증은 그대로입니다. 다리 전체, 특히 발목이 심하게 아파서 잘 걷지 못합니다. 앉아서 밥을 못 먹을 정도이고요.

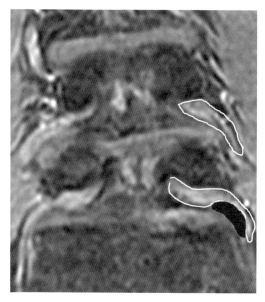

그림 55: 엠알 마이엘로 검사. 요추 4-5번 신경압박은 심하지 않습니다. 요추 5-천추 1번의 신경공디스크 탈출이 극심한 통증의 원인입니다.

'수술을 받아야 하는 것이 아닌가?' 생각했지만 '수술할 정도는 아니다, 신경치료를 한 번 더 받아보자'라고 하네요. 수술할 정도가 아닌데 이렇게 통증이 심할 수 있나요?

A: MRI를 누원장이 판독해 보니, 요추 5-천추 1번 신경공디스크 파열이 통증의 원인이라고 생각됩니다. 신경공디스크 파열에 의해 척추 신경 가지가 심하게 눌리고 있습니다. 환자분은 비수술 치료를 받았

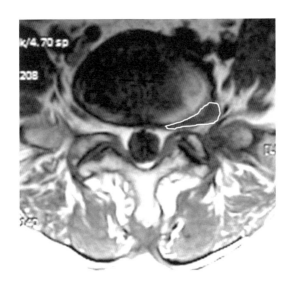

그림 56: 요추 5-천추 1번 신경공디스크 탈출

지만 통증이 여전히 심해 걷기 힘듭니다. 이학적 검사를 해보니 왼쪽 발목의 근력이 떨어지는 발목 마비, 즉 족하수도 발생한 상태입니다.

엠알 마이엘로 검사를 시행하였습니다. 신경공디스크가 파열되어 척 추신경 가지를 심하게 압박하는 소견을 확인했습니다. 수술이 근본 적인 치료라고 판단되어 현미경디스크수술을 시행하였습니다.

수술 후, 극심한 통증은 다 좋아졌습니다. 다리 마비도 정상으로 회복

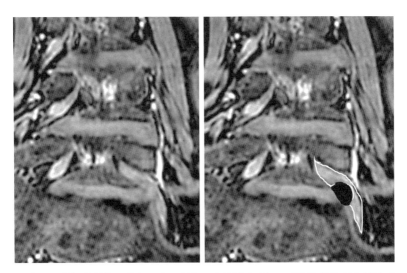

그림 57: 엠알 마이엘로 검사. 요추 5-천추 1번 신경공디스크 파열에 의해 척추신경 가지가 심하게 눌리는 것을 확인했습니다.

되었고요. 환자는 경미한 저림만 느끼는데, 이 또한 시간이 지나면 자연히 좋아질 것입니다.

8. 허리디스크? 척추가 아니라 혈관이 문제일 수도

60대 A씨. 오랫동안 엉덩이와 다리 방사통으로 고생하시던 분입니다. 허리디스크 탈출증과 척추관협착증이 동반된 상태로 진단받았습니다. 시술과 신경주사치료를 여러 번 해보았지만 통증은 갈수록 더 심해지고. 결국 수술을 결심하고 누원장을 찾아오셨습니다.

그냥 관성적으로 척추수술을 진행했으면 수술 후 A씨는 사망했을지도 모릅니다. 뭔가 이상하다는 힌트는 항상 환자분이 흘리는데요. 이번에는 '천둥번개가 친다'는 표현이었습니다. 20여 년간 척추환자 진료 보면서 '천둥번개가 치듯 아프다'라는 말은 처음 들었습니다. MRI 결과를 면밀히 검토해 보니 탈출된 디스크가 흡수되면서 척추신경 압박은 오히려 좋아진 상태입니다. 요추 CT를 판독하다가 복부 대동맥이 90% 이상 막혀있는 걸 발견했습니다. 하지 도플러 초음파검사를 해보니 다리 쪽 혈관으로 피가 제대로 공급되지 않는 심각한 상태입니다. 예정된 척추수술은 취소했습니다. 혈관외과 진료를 위해

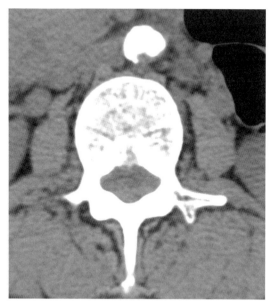

그림 58: CT 검사에서 복부 대동맥이 동맥경화로 인해 거의 다 막혀 있습니다.

대학 병원에 의뢰했습니다. 성공적인 혈관 수술 후 혈액순환이 개선되었고 수년간 괴롭히던 다리 통증은 완전히 좋아졌답니다.

누원장이 척추수술을 집도하기 전에 반드시 '하지 도플러검사'를 시행하는 이유입니다. 숨어있는 혈관의 병이 혹시 없는지 확인하는 것이죠.

9. 허리디스크 탈출: 내시경 치료, 내시경 수술, 내시경 제거?

20대 A씨. 5시간 동안 앉아서 무리한 후 갑자기 허리, 엉덩이, 그리고 다리가 심하게 아팠습니다. MRI 검사를 하니 허리디스크가 심하게 탈출되었답니다. 바로 내시경으로 디스크를 제거해야 한다고 진단받았습니다. 진료실에 들어오는데 허리가 아파서 똑바로 펴지 못합니다. 절룩거리며 걷습니다. 하지직거상 검사를 해보니 60도 정도에서 통증이 심하고요. 다행히 다리에 마비는 없습니다.

20대 미혼 여자분이고, 아픈 지 2~3일 정도밖에 안 되었고, 마비도 없는데 탈출된 디스크를 바로 내시경으로 제거해야 할까요? 누원장 생각으로는 전혀 그럴 필요가 없습니다. 통증이 꽤 심한 편이라 입원해서 치료했습니다. 꼬리뼈 신경주사치료를 시행했습니다. 첫 번째 신경주사치료 후 바로 통증이 많이 호전되었고요. 도수치료와 2차 신경주사치료 후 통증이 VAS 7점에서 2점으로 좋아집니다. 일주일 후 퇴원했습니다.

허리디스크가 탈출되면 무조건 내시경 치료, 내시경 수술, 아니면 내시경 제거? 그러지 않았으면 좋겠습니다. 허리디스크는 차분하게 공을 들여 치료하면 수술로 제거하지 않고도 낫는 경우가 많기 때문입니다.

10. 누원장이 내시경 수술을 선호하지 않는 이유

전적으로 개인의 취향입니다. 누원장은 허리디스크 내시경 수술을 그다지 선호하지 않습니다. 이유는 다음과 같습니다.

1. 척추 내시경은 위내시경이 아닙니다. 간단한 시술? 간단한 수술? 절대 간단하게 생각하면 안 됩니다.

2. '척추 수술은 절대로 안 해'라고 생각하다가 '내시경'이란 이야기가 나오면 갑자기 무장 해제되는 환자가 많습니다.

3. 내시경 수술과 내시경 시술을 정확하게 구분하지 못하고 모호하게 혼동하는 것은 문제가 될 수 있습니다.

4. 내시경 수술 후 재발과 재수술 가능성을 항상 염두에 둬야 합니다.

5. 내시경의 좋은 적응증이 아닌데 내시경 수술을 억지로 시행하면 더 나쁜 상황에 부딪히기도 합니다.

60대 A씨. 척추관협착증이 심한 상태에서 허리디스크가 탈출되어 오른쪽 다리에 심한 통증이 생겼습니다. 허리디스크 내시경 시술을 받았는데 통증은 오히려 더 심해지고 없던 마비까지 생겼습니다. MRI를

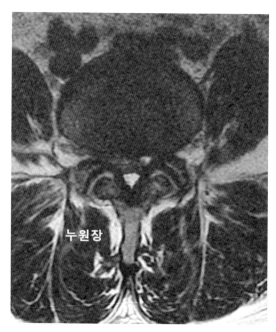

그림 59: 심한 척추관협착증과 허리디스크 탈출

다시 찍어보았지만 내시경 시술 전이나 후나 큰 차이가 없어 보입니다. 지인으로부터 누원장을 소개받고 찾아오셨는데요. 마비와 통증이 심한 상태라 현미경디스크수술과 신경감압수술을 동시에 진행했습니다. 수술 후 통증과 마비가 현저히 개선되어 퇴원하셨습니다.

내시경 시술/수술로 큰 도움을 받는 경우도 상당히 많을 겁니다. 어쨌거나 누원장은 내시경 시술/수술을 선호하지 않습니다. 약 복용, 물리치료, 도수치료, 또는 신경주사치료 등의 치료가 효과 없다면 신경박리시술을 시행합니다. 만약 신경박리시술도 효과가 없다면 제일 확실하고 공인된 치료 방법인 최소침습 현미경디스크수술을 시행합니다.

11. 내시경 수술 후 재발

허리디스크 내시경 수술은 간단하게 최소 절개하에 시행하며 후유증 없이 조기에 사회에 복귀할 수 있다는 장점이 있습니다. 내시경 수술은 2000년 전후 국내에서 선풍적인 인기를 끌었습니다. 많은 허리디스크 환자들이 내시경 수술을 받았습니다. 하지만 허리디스크 내시경 수술은 100퍼센트 후유증 없는 안전한 수술이 절대 아닙니다.

허리디스크 내시경 수술은 의외로 여러 가지 합병증이나 후유증이 발생할 수 있는데요. 그중 가장 큰 문제는 수술 후 재발입니다. 대표적인 허리디스크 내시경 수술인 PELD의 경우 현미경디스크 수술에 비해 재발을 잘한다는 논문이 여러 편 있습니다. 누원장이 허리디스크 내시경 수술인 PELD의 재발률을 객관적으로 조사하여 발표하였습니다. '경피적내시경요추디스크수술(PELD) 후 재발은 과소평가되었다: 독립적인 관찰자의 분석(Recurrence after percutaneous endoscopic lumbar discectomy may have been underestimated : an analysis by an independent observer)'이라는 제목의 연구 발표인데요. 2015년 8월부터 1년 동안 단일 분절 허리디스크 탈출 또는 파열에 대해 내시경 수술을 받은 60명을 후향적으로 조사하였습니다. 두 명의 척추 의사가 수술을 집도했습니다. 60명의 환자 중 8명(13.3%)에서 내시경 수술 후 허리디스크가 재발되었습니다. 수술 후 재발까지 걸린 평균 기간은 약 5개월이었고요. 재발된 8명 중 6명(75%)은 수술 6주 이내에 재발되었습니다. 재발된 8명 모두 재수술을 받았습니다. 재발로 인한 재수술을 받은 사람이 13%라는 건 상당히 높은 수치입니다. 내시경 수술은 내시경을 척추에 삽입하며 모니터를 보고 수술을 진행합니다. 태생적으로 수술 중 모니터에 보이지 않는 사각이 생길 수밖에 없고요. 사각에 숨어있는 디스크 조각이 다 제거되지 않으면, 수술 후 급성, 또는 초급성 재발이 쉽게 발생하는 것이죠.

일반적으로 집도의가 내시경 수술 경험이 많을수록 재발률은 줄어든다고 합니다. 재미있게도 누원장의 연구에서는 내시경 수술 경험이 많든 적든 재발률에 유의한 차이는 없었습니다. 누원장의 내시경 수술 후 재발률에 대한 연구 결과는 2017년 '대한척추신경외과 추계 학회'와 '대한신경외과 추계 학회'에 구연 연제로 채택되어 발표하였습니다.

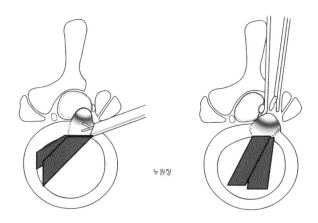

그림 60: 내시경 수술(왼쪽)은 현미경디스크수술(오른쪽)과 달리 수술 중 보이지 않는 사각이 생깁니다.

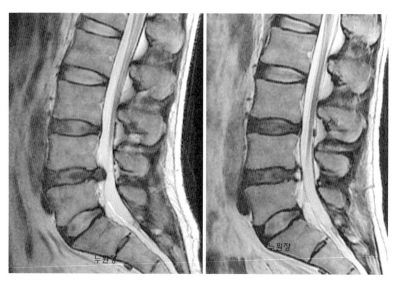

그림 61: 요추 4-5번 허리디스크 탈출증(왼쪽), 내시경 수술(PELD) 후 탈출된 디스크가 잘 제거되었습니다(오른쪽).

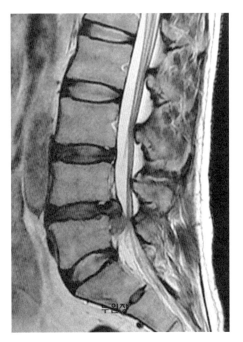

그림 62: 내시경 수술 10일 후 다리 방사통이 다시 심해졌습니다. MRI 검사 결과 요추 4-5번에 허리디스크가 심하게 재발되었습니다. 통증이 심해서 현미경디스크수술로 재수술을 시행했습니다.

'허리디스크 내시경 수술, 우리가 간단하고 안전하다고 예상하는 것보다 재발률이 높을 수 있다. 세상에 간단한 수술은 하나도 없다!' 누원장이 항상 강조하는 내용입니다. 꼭 기억하세요.

12. 내시경 수술 합병증: 후복막강 혈종

'나는 허리디스크 수술은 절대로 안 합니다!' 이렇게 완고하게 버티다가도 '내시경' 어쩌고저쩌고, 이런 이야기가 나오면 무장해제되는 분들이 많습니다. 전신마취하고 절개하는 수술보다 부분 마취하고 내시경으로 치료하면 간단하게 더 안전하게 덜 아프면서 훨씬 빨리 낫는, 어쨌거나 뭔가 더 좋을 거라는 그런 생각 때문이겠죠.

일반적인 기대와 달리 내시경 시술(실제로는 수술인 경우가 많죠) 또는 내시경 수술 후 예상치 못한 치명적인 합병증이 생기곤 합니다. 대표적인 허리디스크 내시경 수술인 PELD의 경우 수술 후 백 명 중 한 명(1%)에서 후복막강 혈종(retroperitoneal hematoma)이 생겼다고 보고됩니다. 후복막강 혈종은 대부분 보존치료로 낫습니다. 하지만 출혈이 심해서 혈종 제거와 지혈을 위해 배에 개복 수술을 한 분도 있답니다. 허리디스크, 간단하게 내시경으로 제거하려다가 갑자기 배 수술이라니요? 환자분 입장에서는 청천벽력 같은 일이겠죠. 척추 내시경이 추간공 부위로 접근할 때 직접 눈이나 내시경으로 보지 않고, 엑스선 영상만 보면서 깜깜하게(blindly) 진행하는데요. 이 과정에서 추간공 주변의 작은 혈관을 건드리면 심각한 출혈이 생깁니다. 그 결과 후복막강 혈종이 발생하는 것이죠. 후복막강 혈종의 발생 여부는 내시경 수술 도중에는 확인하기 힘듭니다. 출혈과 혈종이 심각하게 진행한 후에 복통 또는 저혈압 소견을 보고 뒤늦게 발견하는 경우가 많습니다.

PELD 내시경 수술 후 후복막강 출혈에 관한 두 가지 논문을 검색할 수 있었습니다. 모두 우리나라에서 발표한 논문입니다. Pubmed 또는 구글에서 검색 가능하니 관심 있는 분은 한번 읽어보세요.

1. Postoperative retroperitoneal hematoma following transforaminal percutaneous endoscopic lumbar discectomy: Ahn Y, JNS(2009)

2. Huge Psoas Muscle Hematoma due to Lumbar Segmental Vessel Injury Following Percutaneous Endoscopic Lumbar Discectomy: Kim HS, JKNS(2009)

결론은 '세상에 간단한 수술은 절대로 없다'는 겁니다. 내시경 수술이든 현미경 수술이든 환자는 반드시 신중하게 결정하고 의사는 최선을 다해서 집도해야겠습니다.

13. 내시경 수술 후 합병증: 경련 발작

누원장이 기회가 날 때마다 블로그에서 '척추 내시경 수술이 절대로 안전한 치료 방법이 아니다'라고 이야기했습니다. 조금 더 작게 절개 하고 근육 손상을 조금 더 작게 주고 좀 더 빨리 회복할 수 있고, 그 래서 더 좋은 치료 방법이라고 생각하고 내시경 시술을 받았습니다. 그런데 알고 보니 내시경 시술이 아니라 수술이었고, 생각도 못하던 심각한 합병증이 생겨 고생할 수 있습니다. 정말 주의를 요합니다. 척 추 내시경 수술을 위내시경 검사처럼 간단하게 생각했다가는 큰코다 칩니다. 꼭 기억하세요.

내시경 척추 시술/수술은 작은 구멍을 만들어서 척추에 내시경 통을 삽입한 후 수술을 진행합니다. 수술을 하면 당연히 출혈이 생기는데 요. 절개하고 시행하는 수술의 경우 출혈 부위를 하나하나 꼼꼼히 지 혈하면서 수술을 진행합니다. 내시경 시술/수술의 경우 직접적인 지 혈 과정이 거의 불가능합니다. 때문에 생리식염수를 내시경 통 안으로 흘려보내서 피를 씻어냅니다. 또한 수압을 올려 지혈을 유도합니다. 내시경 통 안으로 들어간 생리식염수는 자연히 통 밖으로 배출되어야 합니다. 그런데 생리식염수 배출이 원활하지 않은 경우가 간혹 생깁니다. 그 결과 내시경 통 안의 수압이 급격하게 상승합니다. 수압이 높아지면 물은 주변의 공간을 따라 위아래로 퍼지게 됩니다. 척추뼈와 경막 사이의 공간을 경막외 공간이라고 부릅니다. 생리식염수는 경막외 공간의 위아래로 퍼지는데요. 척추의 맨 아래인 요추 5-천추 1번에서 출발한 생리식염수가 척추의 꼭대기인 경추까지 도달합니다. 심지어 뇌 안으로 들어갈 수도 있습니다. 경막외 공간의 수압이 올라가면 환자는 시술/수술 도중에 목에 심한 통증을 호소합니다. 뇌로 들어간 생리식염수는 급격하게 뇌압을 상승시키고 경련 발작을 유발합니다. 척추 수술하다가 갑자기 경련 발작이라니? 어이없죠. 작게 절개하고 시행하는 현미경 수술에서는 전혀 없는 현상입니다.

Choi 등은 내시경 척추 수술 중 경련 발작이 발생한 네 명의 환자를 보고하였습니다. 네 명 모두 경련 발작이 일어나기 전에 심한 목 뒤쪽 통증을 호소하였습니다. 과도한 생리식염수 주입에 의해 경추 경막외 압력이 증가합니다. 환자는 목 통증을 호소하고 이후 경련 발작이 발생합니다. 내시경 수술 중 수술 시간이 길어지거나 생리식염수 주입량이 많을 때 경련 발작이 발생할 수 있어 주의를 요합니다. 다행스럽게도 Choi 등이 보고한 환자들은 경련 발작 후 특별한 후유증 없이 회복하였습니다.[5,6)] Lin 등도 내시경 척추 수술 도중 세 명의 경련 발작 환자를 경험하여 보고하였습니다. 전체 환자의 0.34%에서 발생하였는데요. 특징적으로 수술 도중 혈압이 높게 올라가고 혈압약을 써도 혈압이 잘 떨어지지 않았다고 합니다. 경련 발작은 상당히 드물지만 치명적인 후유증을 야기할 수 있어 경각심을 요한다고 결론지었습니다.[7)] 경련 발작은 적절하게 치료되지 않으면 갑자기 혼수상태에 빠질 수도 있어 매우 조심해야 하는 합병증입니다.

내시경으로 치료받을 예정이라면 내시경 수술인지 아니면 시술인지 확실하게 알고 치료받아야 합니다. 내시경 수술도 예상치 못한 합병증이 발생할 수 있기 때문인데요. 자신이 받는 수술의 과정과 합병증에 대해 정확하게 알고 치료받으시기 바랍니다.

14. 허리디스크 파열, 꼭 내시경으로 제거해야 할까?

40대 A씨. MRI 검사 후 파열된 디스크를 내시경으로 간단하게 제거하자고 들으셨답니다. 수술 하지 않고 고치는 방법이 없나 문의하

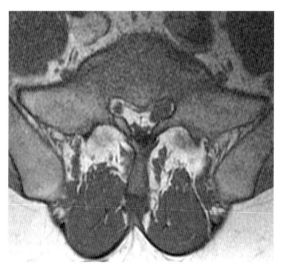

그림 63: 요추 5-천추 1번 허리디스크 파열

러 누원장을 찾아오셨어요. 통증이 심하지만 환자분이 견딜 만하고 마비가 생기지 않은 상태라 비수술 치료가 가능하다고 판단했습니다. 경막외 신경박리시술에 대해 자세히 설명해 드렸습니다. 예를 들면, 시술 성공률은 100%가 아니라 85%, 100명 중 15명은 시술 후에도 통증이 지속될 수 있고, 경우에 따라 2차 수술 가능, 시술 후 호전에 한 달 전후 시간이 소요된다. 등등. 환자분 동의하에 신경박리시술을 시행했습니다. 시술 전 통증점수 VAS 8점에서 시술 2주 후 VAS 2점으로 좋아졌습니다. 약간의 저릿한 느낌만 있고 하나도 안 아프다고 하네요. 그거 보세요. 파열된 디스크 조각, 굳이 내시경으로 제거하지 않아도 잘 낫는다니까요.

15. 허리디스크 재발, 연성고정수술로 막을 수 있을까?

척추연성고정수술이라고 들어본 적 있으세요? 연성고정수술은 원래는 척추관협착증 치료를 위해 개발된 수술방법입니다. 신경감압을 시행한 후 극돌기(허리 한가운데에 손으로 만져지는 뼈가 극돌기입니다)와 극돌기 사이에 연성고정물질을 삽입하여 고정하는 수술방법인데요. 연성고정을 하면 척추 관절과 디스크에 가해지는 스트레스가 분산되고 척추가 안정되어 신경감압수술만 하는 것보다 결과가 더 좋다고 주장합니다. 하지만 신경감압수술에 비해 수술비가 비싼 단점이 있습니다. 연성고정 과정에서 극돌기가 부러지는 합병증이 발생할 수 있습니다. 수술 전에 예상하지 못했던 심한 통증을 호소하기도 합니다. 신경감압수술보다 오히려 수술 결과가 좋지 않은 경우가 간혹 생기기도 합니다. 척추연성고정수술은 2000년을 전후로 국내에서 선풍적인 인기를 끌었습니다. 많은 수술이 집도 되었습니다. 하지만, 기술한 여러 가지 단점들이 서서히 드러나면서 최근에는 제한적으로 사용되고 있습니다.

일부 의사들이 연성고정수술을 허리디스크 치료에도 사용하기 시작했는데요. 파열된 허리디스크를 제거하면서 연성고정으로 보강하면 허리디스크 재발을 줄일 수 있다고 주장합니다. 과연 그럴까요? '연성고정수술이 허리디스크 재발을 줄일 수 있을까?'라는 의문을 연구한 논문이 있습니다.[8] 핀란드에서 월리스(Wallis)라는 극돌기 간 연성고정수술을 시행한 37명의 허리디스크 환자를 추적 관찰하였습니다. 연성고정수술이 정말 예상대로 허리디스크 재발을 줄이는지를 조사하였습니다. 수술 일 년 후 전체 환자의 14%에서 디스크가 재발되었습니다. 월리스 연성고정수술은 허리디스크 재발을 막지 못한다고 결론지었습니다. 국내에 여러 가지 연성고정수술 기구들이 도입되어 사용 중입니다. 약간의 차이는 있으나 기본적으로는 월리스와 동일한 개념으로 개발되었습니다. 따라서 허리디스크 재발을 방지하는 효과는 월리스와 비슷하지 않을까 생각됩니다.

결론입니다. 허리디스크가 파열되어 수술이 필요하다면 파열된 허리디스크만 제거하는 것이 옳습니다. 누원장은 개인적으로 연성고정수술을 추천하지 않습니다.

누원장의

치료 철학

1. 허리디스크는 내과적인 병

요즘 학술대회에 참석할 때마다 느끼는 겁니다만, 허리디스크를 제거하는 방법은 하루가 다르게 놀랍고 멋지게 발전 중입니다. 그 속도를 따라잡기 힘들 정도입니다. 그런데 정말 중요하지만 간과되는 부분이 있는데요. 대부분의 허리디스크는 수술이나 시술로 제거해야 하는 외과적 병이 아닙니다. 약 복용, 물리치료, 도수치료, 신경주사치료, 또는 신경박리시술 등의 항염증 치료를 통해 자연치유가 가능한 내과적 질환이랍니다.

2. 허리디스크, 근본적인 치료?

허리디스크라는 병의 성상을 정확하게 이해하고 나니 다음과 같은 결론에 도달합니다. '허리디스크가 심하게 파열되었고 많이 아파하니까 수술로 빨리 제거한다. 이것은 결코 근본적인 치료는 아니다.' 우리가 관성적으로 생각하는 근본적인 치료가 실제로는 근본적인 치료가 아니었다는 깨달음. 그렇다면 어떤 치료가 허리디스크 환자들에게 최선의 치료일까요? 그 치료 방법을 찾기 위해 매일 고민하고 또 생각해봅니다.

3. 허리디스크 최신 치료기술

허리디스크 치료 기술의 발전이 반드시 환자에게 도움이 될까요? 최신 수술 기법을 사용하지 않더라도 **스스로 흡수되어 자연 치유되도록 치료로 도와주고 용기를 주는 것**만으로도 충분한 경우가 많더군요.

4. 허리디스크 치료의 신기술

그간 누원장의 개인적인 경험에 근거하여 말씀드립니다. 새로운 척추 수술 기구나, 새로운 척추 수술 테크닉이 도입되어 시장에 소개되면 항상 엄청난 반향이 있었죠. 심지어 새로운 수술 기구나 테크닉을 사용하지 않으면 시류에 뒤처진 사람처럼 취급되기도 하고요. 하지만, 항상 새로운 수술 기구나 수술 테크닉은 전향적/후향적(prospective/retrospective) 무작위/비무작위(randomized/non-randomized) 대조 연구로 기존의 수술 기구나 수술 테크닉에 비해 정말 나은 방법인지 냉정하게 평가받아야 합니다. 새로운 수술 기구나 수술 방법을 이용한 치료 결과는 기존의 방법과 비슷하거나 더 좋아야 합니다. 합병증은 기존의 방법과 비슷하거나 더 적어야 하겠죠. 더 좋은 결과를 얻으려고 만든 수술법인데, 기존의 수술 방법보다 치료 결과는 더 좋지 않고 합병증이 더 많다면? 그런 수술 방법은 사람한테 사용하지 못하도록 퇴출시켜야 합니다. 연구 저자의 이해 충돌(conflict of interest)도 반드시 고려되어야 합니다. 새로운 기구를 만든 의사가 자신이 만든 기구를 사용했더니 치료 결과가 아주 좋다고 발표한다면? 어디까지 그 결과를 신뢰할 수 있을까요? 손은 안으로 굽는 법입니다.

20년 동안, 여러 가지 치료 방법들이 허리디스크 치료에 신기술로 국내에 소개되었습니다. 엄청난 인기를 얻으며 활활 불타오르다가 순식간에 사라진 치료 방법도 여럿 보았습니다. 왜 그럴까요? 실제로 사용해보니 치료 성적은 그리 뛰어나지 않은데 합병증이 생각보다 자주 생기고 게다가 치료 비용도 비싸고, 그런 이유 아닐까요? '척추치료의 신기술'이란 말에 혹해서 불을 보고 달려드는 불나방이 되는 상황은 피해야겠습니다.

5. 최신 수술기법으로 디스크를 잘 제거하면 명의인가요?

파열되어 흘러내린 허리디스크. MRI 사진만 보면 바로 내시경으로 제거하거나 현미경 수술로 제거해야 할 것 같습니다. 그런데 신경박리 시술을 하고 며칠 안정하니 심한 다리 저림도 거의 사라지고 절룩거림도 많이 호전되었습니다.

요즘 컨퍼런스를 하면서 누원장이 하는 생각은 '저 환자는 꼭 나사를 넣어야 했을까?', '저 환자는 꼭 내시경으로 디스크를 제거해야 했을까?', '저 환자를 꼭 수술해야 했을까?' 같은 것들입니다. 외과 계열 의사라면 수술을 잘하는 것은 기본입니다. 그런데 최신 수술기법으로 디스크를 잘 제거하면 그 의사는 과연 명의인가요? 연휴에 병원에 나와 회진 돌면서 저 깊은 곳에서 질문 하나 꺼내봅니다.

6. 십 년 전, 십 년 후

십 년 전의 누원장은 '허리디스크가 심하게 파열되었으니 빨리 수술 합시다'라고 말했습니다. 2020년 현재의 누원장은 '허리디스크가 심하게 파열되었지만 수술하지 않고 낫도록 최선을 다해봅시다'라고 말합니다. 십 년이면 강산이 변합니다.

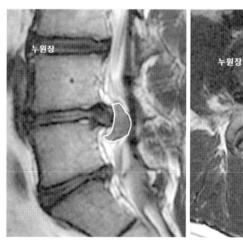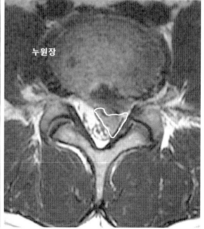

그림 64: 요추 4-5번 허리디스크 파열

7. 허리디스크는 치료로 낫는 데 시간이 걸립니다

허리디스크를 치료로 고치기로 결정했다면 너무 조급해하지 마세요. 허리디스크가 치료로 나으려면 시간이 필요합니다. 한 달은 기본이고요. 두세 달 이상 걸리는 경우도 종종 있습니다. 그러니 우선 마음을 편하게 하시고요. 그런 다음 치료에 전념하면 됩니다. 수술이 빨리 낫는 가장 확실한 방법이긴 합니다. 그렇다고 다 수술로 고칠 수는 없는 노릇이지요. '수술을 피하는 대신 낫는 데 시간이 좀 걸린다.' 이렇게 생각하고 조급해하지 마세요. 하루하루 큰 변화는 없어도 일주 또 이 주 지나면서 통증이 점차 호전되고 몸이 편해진다면 경과가 상당히 좋은 겁니다. 먼저 통증이 조금씩 좋아지고 그다음에 저림이 좋아지기 시작합니다. 증상이 완연하게 좋아지는데도 빨리, 완전히, 100% 낫지 않는다고 조급하거나 우울할 필요는 절대로 없습니다.

치료해도 안 나아서 결국 수술하는 경우도 있습니다. 최선을 다해서 치료했는데 안 낫는다면 어쩔 수 없는 일입니다. 수술받고 나면 대부분

확연하게 통증이 좋아집니다. 허리디스크는 암이 아닙니다. 마음을 편하게 긍정적으로 허리디스크를 생각하고 대처하면 좋겠습니다.

8. 최소침습 척추치료

최소침습(minimally invasive)이란 무엇일까요? 가능한 작게 절개하고 수술한다? 절개하는 대신 내시경을 이용해 수술한다? 내시경통 하나 쓰고 수술하냐, 아니면 두 개 쓰고 수술하냐?

치료 테크닉적인 부분에서 최소침습이란 이미 정점을 찍은 지 오래라고 생각합니다. 폴더폰에서 스마트폰으로 바뀔 때의 충격처럼 최소침습적인 방법론의 변화는 이미 십여 년 전에 눈이 휘둥그레질 만큼 큰 발전을 이루었고요. 최근 부각되는 새로운 테크닉들은 사실 갤럭시 S3, S4 이후 S7이 새로 나와도 약간의 감흥만 느끼는 것과 비슷하다고 할까요.

테크닉적인 부분의 최소침습보다 더 중요한 건 치료 방법 결정(decision making)에 있어서 최소침습적인 판단이 아닐까 생각합니다. 예를 들면 나사못을 삽입하는 척추유합수술 대신 신경감압수술을 한다거나, 신경감압수술 대신 신경박리시술을 한다거나, 시술 대신 약 복용과 도수치료를 한다거나 하는 것들 말입니다. 수술이 필요하다고 듣고 온 환자분을 수술하지 않고 치료할 수 있다면 그것이 가장 큰 최소침습 치료가 아닐까 생각해봅니다.

9. 주변에서 다들 수술하지 말라는데

저는 요즘 인터넷 쇼핑을 할 때 네이버에서 상품을 검색해 봅니다. 네이버 쇼핑에 뜨는 상품 중에서 구매자가 가장 많고 리뷰가 제일 많은 상품을 구입하는데요. 열에 아홉은 대만족이었습니다. 바로 네티즌들 '집단 지성'의 힘이죠. 허리디스크 환자분에게 '너무 심해서 수술을 고려해야 할 것 같다'라고 간혹 말씀드립니다. 그러면 열에 여덟은 '주변에서 다들 허리디스크는 수술하지 말라고 하던데요'라고 대답하세요. 우리나라에서 그동안 많은 사람들이 허리디스크로 고생하다가 수술을 받았겠죠. 수술하고 나서 대부분 결과에 대만족이면 주변에서 '아유, 사서 고생하지 말고 빨리 수술해서 근본적으로 고쳐'라고 이야기하겠죠. 현실은 허리디스크를 수술하고 나서 합병증이나 후유증으로 고생하고 만족하지 못하는 사람들이 꽤나 많나 봅니다. 그러니까 주변에서 다들 '가급적 수술하지 말라'고 이야기하겠죠. 이 또한 허리디스크 수술 경험에서 우러난 '집단 지성'에 의한 것이겠죠.

네, 맞습니다. 누원장이 누누이 말씀드렸듯이 '허리디스크 절대로 수술하지 마라, 허절수마'입니다. 그런데 주변을 둘러보면 허리디스크로 척추 수술을 받은 사람들이 심심찮게 보입니다. 그 사람들은 바보라서 덜커덕 수술을 했을까요? 아닙니다. 허리디스크는 만만한 병이 절대로 아니기 때문입니다. 심한 허리디스크 탈출이나 파열은 열심히 치료를 해도 잘 낫지 않거나 더 심해지는 경우가 많습니다. 치료해도 도저히 안 나으니까, 너무 아프니까, 어쩔 수 없이 수술을 하게 되는 것이죠.

그러니까 주변에서 다들 이야기하는 것처럼 수술을 안 하려면요. 시간과 정성을 올곧이 치료에 쏟아붓는 총력전이 되어야 합니다. 심한 허리디스크 파열은 누원장이 시술을 해도 성공률이 85%입니다. 100명 중에 15명은 통증이 좋아지지 않거나 수술을 하게 되죠. 허리디스크 절대로 만만치 않습니다. 적극적인 치료들: 시술, 신경주사치료, 물리치료, 도수치료, 그리고 약 복용. 할 수 있는 치료 방법은 다 써봐야죠. 지금 하고 있는 치료가 효과가 없다면 빨리 다른 치료나 위 단계 치료로 갈아타야 합니다. 그냥 죽치고 누워 있다고 낫는 병이 아닙니다. 가장 중요한 건 '수술하지 않고 꼭 낫겠다는 당사자의 의지, 마음가짐'이고요. 두 번째로 중요한 건 총력전에 투자하는 실행입니다. 꼭 나으세요. 행운을 빕니다.

10. 내 몸이 내게 주는 안식월

허리디스크, 목디스크는 그동안 내가 뒤돌아보지 않고 앞만 보고 달려서 생긴 병입니다. 파란 하늘도 보고 꽃구경도 하면서 주변을 돌아보고 잠시 쉬어가라고, 내 몸이 나한테 강제로 주는 안식월이자 휴가라고 생각하세요.

누원장의

허리디스크
운동/관리

1. 자고 일어났더니 허리가 무지하게 아프고

Q. 자고 일어났더니 허리가 무지하게 아프고 펴지지도 않습니다. 가까운 의원에 3-4일 다녀도 별 차도가 없습니다. 허리 MRI를 찍어보니 요추 4-5번 추간판탈출증이랍니다. 심하지는 않으니 약 먹고 물리치료 하자고 합니다. 아시는 분이 자기는 수영으로 효과 봤다고 수영을 하라고 권하시더군요. 이틀간 수영을 했는데 허리가 더 아프고 다리까지 아픕니다. 수영이 허리디스크에 좋다던데, 왜 이런 거죠?

A. 허리디스크 진단을 받으면 근본적으로 허리를 튼튼하게 하기 위해서 반드시 운동을 해야 하죠. 단, 허리디스크 진단 후 한 달, 급성기에는 운동을 조심해야 합니다. 갑자기 허리 통증이 심하고 다리까지 아프고 병원을 방문하여 허리디스크에 이상이 있다고 진단을 받았다면, 한 달 정도는 치료에 전념하세요. 무리한 운동은 무조건 피해야 합니다. 약한 허리디스크에 균열이 생기고 탈출된 상황에서 운동을 무리하게 하면, 불안정한 디스크가 견디지 못합니다. 운동하고 나서

통증이 오히려 더 심해질 수 있습니다. 무리한 운동은 2차 디스크 파열을 유발하기도 합니다. 잘못하면 수술까지 갈 수도 있겠죠. 균열이 생긴 디스크가 안정되도록, 급성기 한 달은 치료에 전념하는 게 좋습니다. 몸을 가급적 편하게 하세요. 장거리 여행, 야근, 회식, 술, 헬스, 등등. 몸에 무리가 가는 활동은 가급적 피하세요. 꼭 해야 할 일만 처리하세요. 편하게 쉬면서 재충전의 기회를 가지면 좋습니다. 통증이 가라앉고 균열이 간 디스크가 안정된 후에 본격적인 운동을 시작하십시오. 절대로 늦지 않습니다.

2. 허리디스크 진단 후 한 달, 운동을 조심해야 하는 이유

허리디스크 진단 후 특히 한 달, 정말 조심해야 합니다. 허리디스크가 탈출되었다는 것은 **'디스크 내부에 균열이 생기고 떨어져 나온 디스크 조각이 디스크를 싸는 섬유륜을 찢어 밖으로 불룩하게 튀어나온 상태'**를 말합니다. 허리가 아파서 병원을 찾고 정밀검사를 하고 '허리디스크 탈출'이라는 진단을 받았다면, 허리디스크가 매우 약하고 불안정한 상태입니다. 적극적인 치료를 먼저 해서 비 온 뒤에 땅이 굳듯이 불안정한 허리디스크를 안정시켜야 합니다. 한 달 지나서 통증도 좋아지고 허리디스크가 안정되면 본격적으로 허리에 좋은 운동을 시작합니다.

치료 시작하고 일주일 내에 통증이 빨리 좋아지는 경우를 봅니다. 통증이 빨리 좋아지니까 '이거 별거 아니네?'라고 생각하기 쉬워요. 격렬한 운동을 하거나 더 무리해서 일을 하는 분이 있더군요. 통증은 좋아졌지만 허리디스크는 아직 불안정합니다. 갑작스러운 스트레스의 상승을 디스크가 견디지 못합니다. 허리가 다시 심하게 아프거나, 허리디스크가 파열되어 수술에 이르기도 하더군요.

허리디스크 진단을 받았다면 적어도 한 달은 치료에만 집중하세요. 몸을 최대한 편하게 하고요. 한 달이 지나고 통증이 많이 좋아졌다면 본격적으로 걷기 운동을 시작합니다.

3. 유튜브 따라 운동했다가 허리디스크 파열!

40대 A씨. 허리 통증이 예전보다 심해져서 걱정하고 있었는데요. 유튜브 방송에 소개된 '허리에 좋은 운동'을 그대로 따라 했습니다. 운동 후에 갑자기 엉덩이와 허벅지 뒤에 심한 통증을 느낍니다. 3~4일

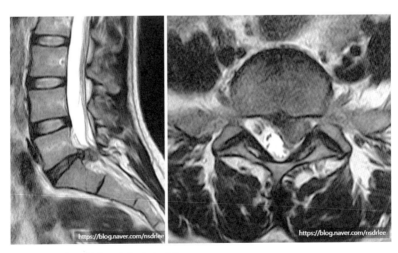

그림 65: 요추 5-천추 1번 추간판 파열

지나도 통증이 전혀 호전되지 않고 계속 심합니다. 누원장에게 진료 보러 오셨는데요.

MRI 검사를 해보니 요추 5-천추 1번 허리디스크가 매우 심하게 파열되어 흘러내렸습니다. 허리디스크가 약한 상태에서 나에게 맞지 않는 운동을 억지로 따라 하다가 이런 일이 생긴 것이지요. 다행스럽게도 통증의 정도가 아주 심하지 않고 마비도 생기지 않은 상태입니다. 허리디스크 약을 복용하고 신경주사치료를 하면서 서서히 통증이 호전되었습니다. 내 몸에 맞지 않은 운동은 때론 독이 되곤 합니다. 조심하세요!

4. 허리디스크에 좋은 운동은 유산소 운동 이다

1. 허리디스크에 좋은 운동은 유산소 운동이다.

헬스, PT, 요가, 필라테스. 이런 운동은 특히 급성기에 허리디스크를 자극할 수 있는 운동입니다. 걷기, 실내자전거 타기, 수영과 같이 허리 디스크에 스트레스를 주지 않고 척추기립근을 자연스레 강화시키는 운동을 주로 합니다. 유산소 운동을 6개월에서 일 년 정도 꾸준히 한 후 헬스, PT, 요가, 필라테스를 조심스럽게 시작해 보세요.

2. 걷기 > 실내자전거 > 수영

허리디스크에 좋은 운동이라고 하면 수영을 먼저 떠올리는 경우가 많은데요. 수영은 허리에 충격을 주지 않으면서 전신 근육을 강화시 키는 운동입니다. 하지만 척추기립근 강화 효과는 걷기나 실내자전거 타기보다 많이 떨어집니다. 걷기를 주로 하면서 '걷기 + 수영' 또는 '실내자전거 + 수영' 등의 형태로 운동하시면 좋습니다.

3. 반드시 워밍업 기간을 가지세요.

허리디스크를 진단받으면 '아, 내가 운동을 열심히 안 해서 그렇구나. 지금부터 운동 열심히 해야지', 이렇게 생각하는 게 인지상정입니다. 평소에 전혀 운동을 안 하던 사람이 허리디스크 진단 후 갑자기 한 시간을 열심히 걷는다면? 허리에 무리가 가서 허리 통증이 더 심해지거나 허리디스크가 파열될 수도 있습니다. 걷기 운동을 예를 들어볼게요. 처음에는 15분 전후 두세 번 정도 산책하듯이 쉬엄쉬엄 걷습니다. 이게 운동이 되겠어? 이런 생각이 들 정도로 일이 주 워밍업을 한 후 몸 상태를 보세요. 큰 통증이 없고 몸 상태가 괜찮다면 이제 운동 시간을 늘려봅니다. 15분 세 번 또는 네 번. 20분 세 번. 이런 식으로 시간을 늘립니다. 크게 문제가 없으면 일이 주 후 걷는 속도를 빠르게 올려봅니다. 계단식으로 운동의 시간과 강도를 서서히 올립니다. 내 몸이 큰 스트레스를 받지 않으면서 적응되도록 하는 것이죠.

4. 운동을 항상 기록하세요.

매일매일 운동한 시간, 운동량을 기록하세요. 스마트 폰 스케줄 표에 기록하거나 데스크 탑에서 엑셀에 기록하거나 아님 책상 달력에 기록하는 식으로요. 혼자서 하는 유산소 운동은 피드백이 매우 중요합니다. 바빠서 하루 쉬면 나도 모르게 일주일을 쉬게 되고 돌아보니 한 달 동안 운동을 안 하게 됩니다. 매일매일 운동량, 예를 들면 걸은 시간 또는 걸음걸이 수를 기록해두면 한눈에 내가 운동하는 흐름이 들어옵니다. 운동기록을 보면서 피드백을 받아서 지속적으로 운동을 할 수 있답니다.

5. 매일매일 꾸준하게 하세요.

걷기 운동을 예를 들면 매일같이 꾸준하게 걸어야 합니다. 하루에 10,000보 걷기를 목표로 세웠다면 매일 10,000보를 걷도록 노력해보세요. 10,000보를 넘는 날도 있고 5,000보밖에 못 걸은 날도 있겠죠. 하지만 중요한 건 매일같이 10,000보를 채우기 위해 노력하는 그런 자세입니다. 하루는 20,000보 걷고 다음 날 힘들어서 쉬고 그다음 날도 또 쉬고, 이런 패턴이 가장 피해야 할 상황입니다.

6. 실내자전거에 빨래를 널지 마세요.

실내자전거를 구입했다면 절대 빨래를 자전거에 널지 마세요. 실내자전거가 순식간에 빨래 건조대로 변합니다.

7. 아프면 쉬고 좋아지면 운동합니다.

운동하다가 허리나 다리가 다시 아프면 바로 운동을 쉽니다. 통증이 계속되면 병원에 가서 진찰받으세요. 일주일은 조심하는 게 좋습니다. 통증이 호전되면 운동을 다시 시작합니다. 아플 때 이 악물고 더 열심히 운동하는 거, 바보 같은 행동입니다.

8. 나한테 맞지 않는 운동은 과감하게 버리세요.

실내자전거 타기는 허리디스크에 좋은 운동입니다. 그런데 실내자전거를 타니까 더 아픈 분이 간혹 있습니다. 내 몸 상태에 맞지 않기 때문인데요. 오히려 통증이 더 심해지는 운동은 과감하게 버립니다.

5. 걷는 사람 하정우

걷는 사람 하정우. 제가 매우 애정하는 책으로 프로 '걷기러'가 되기 위한 입문서 중 하나입니다. 책을 읽고 제가 느낀 점을 간략하게 정리하면 다음과 같습니다.

1. 걷기 운동이 아니라 생활 걷기

걷기를 운동이라고 생각하면 부담스럽고 또 따로 시간을 내서 매일 한 시간씩 걷기 운동하기도 어렵고. 그러니까 시간 장소 가리지 않고 짬 나는 대로 바로 걷기. 걷기는 운동이 아니라 생활. 그래서 걷기 운동보다는 생활 걷기!

2. 출퇴근 시 대중교통 이용

출퇴근 시 운전하지 않고 대중교통을 이용하면 자연스럽게 생활 걷기 실천이 가능합니다. 누원장은 대중교통을 이용하면서 출근할 때 2,000보, 퇴근할 때 2,000보, 하루에 4,000보는 기본으로 먹고 들어갑니다. 이게 일 년 365일 계속되면 정말 대단하게 되는 거죠.

3. 걸은 시간보다는 걸음 수

'하루에 1시간 걸었다'보다는 '하루에 10,000보 걸었다'는 게 더 객관적이고 정량화하기 쉽습니다. 누원장은 이전에 '몇 분 걸었나'로 운동량을 측정했는데요. 책을 읽고 나서 '몇 걸음'으로 운동량을 측정하기 시작했습니다.

4. 웨어러블(wearable) 디바이스

가능하면 웨어러블 스마트 디바이스를 사용해서 걸음 수를 측정하고 피드백하시기 바랍니다. 걷기 운동은 혼자 하는 운동이고 또 매우 지겹기도 해서 하루 쉬면 일주일 쉬기 쉽습니다. 꾸준히 운동하기 위해선 피드백이 엄청 중요합니다. 하정우 씨는 핏빗(Fitbit)이라는 제품을 차고 걸었고요. 누원장은 '갤럭시 워치 액티브'라는 스마트 워치를 구입해서 차고 걷습니다. 단조로운 걷기에 상당한 자극이 되고 운동에 재미가 늘어나더군요. 가격적인 부담이 있다면 저렴한 '샤오미 미밴드'도 좋은 옵션이고요. 아니면 클래식한 만보기 허리에 차고 걸어도 좋습니다. 스마트폰에 기본으로 깔린 만보기 앱을 이용해도 되고요. 중요한 건 어떤 형태로든 끊임없이 피드백을 받는 것입니다.

6. 오래 살려면 달리기보다 걷기

뉴 밀레니엄이 시작되던 2000년, 요쉬카 피셔의 '나는 달린다'라는 책이 국내에 소개되어 화제가 되었습니다.[9] 당시 요쉬카 피셔는 독일 외무부 장관직을 수행하면서 정치적으로 성공 가도를 달리고 있었습니다. 하지만 폭식으로 인해 몸무게가 112킬로그램이나 나갈 정도로 고도비만에 시달렸습니다. 그는 바쁜 일정 속에 단순히 체중을 감량하기 위해 달리기를 시작합니다. 어느덧 달리기에 중독되면서 체중 감량에 성공할 뿐 아니라 자기 성찰과 명상을 통해 근본적으로 삶을 개혁합니다. '달리면 인생이 바뀐다'는 메시지를 설파했던 이 책 덕분에 국내에도 한동안 달리기 열풍이 불었던 것으로 기억합니다.

허리디스크 환자분들이 '달리기가 허리에 좋은 운동인지' 종종 누원장에게 물어봅니다. 누원장은 허리디스크와 같은 척추 질환으로 치료 중인 분들은 달리기보다는 걷기 운동을 추천합니다. 달릴 때는 한 걸음 한 걸음 뛸 때마다 '쿵쿵'하며 온몸의 관절들이 충격을 받습니다.

무릎과 발목이 충격을 받는 것처럼 허리도 충격을 받겠지요. 허리가 건강할 때는 아무런 문제가 되지 않았던 사소한 충격이지만 약해진 허리디스크에는 심각한 충격으로 작용할 수 있습니다. 그래서 누원장은 달리기보다는 저충격 유산소 운동인 '빨리 걷기'를 항상 권한답니다.

달리기는 허리디스크뿐만 아니라 심장에도 스트레스로 작용할 수 있습니다. 특히 심혈관의 동맥경화가 진행되기 시작하는 40대 이후에 과도한 달리기나 마라톤은 '급사'를 유발할 수 있어 주의해야 합니다. 40대 이후 디스크 환자들의 허리 CT를 보면 복부동맥에 동맥경화로 인한 석회화가 발생한 것을 심심찮게 볼 수 있습니다. 복부동맥에 동맥경화 소견이 보인다면 심장을 먹여 살리는 관상동맥에도 동맥경화가 생겼을 가능성이 높습니다. 이런 분들이 평소 생활을 하거나 걷기 운동을 할 때는 심장 박동 수가 크게 증가하지 않기 때문에 특별한 증상이 없습니다. 하지만 달리기를 하는 동안에는 심장 박동 수가 급격히 증가합니다. 때문에 관상동맥을 통해서 심장 근육에 더 많은 양의 피가 공급되어야 하겠죠. 그런데 동맥경화로 관상동맥이 좁아진 줄 모르고 무리해서 달리기 운동을 한다면? 심장 근육이 빨리 뛰는 데 필요한 충분한 혈액이 제때 공급되지 못합니다. 이로 인해 심장이 불규칙하게 뛰는 부정맥 또는 협심증이나 심근경색과 같은 허혈성 심장병이 갑자기 생길 수 있습니다.

김영주 박사 등은 최근 마라톤을 즐기는 중년 남성(평균 연령 49세) 552명의 심혈관계의 변화를 5년간 관찰하였습니다.[10] 평소에 마라톤을 즐겨서 건강할 줄 알았던 이분들의 평균 수축기 혈압은 134mmHg, 평균 이완기 혈압은 85.8mmHg로 정상 혈압을 넘어선 고혈압 직전 단계였습니다.(정상 혈압은 수축기 혈압 120mmHg 이하, 이완기 혈압 80mmHg 이하) 마라톤 운동을 할 때 최고 수축기 혈압은 평균치가 213.7mmHg로 운동 유발성 고혈압 소견을 보였습니다. 게다가 14명에서는 이전에 없던 심장 부정맥이 새로 발생했습니다. 마라톤 운동 경력이 오래될수록, 마라톤을 더 멀리 뛸수록 심장 부정맥이 더 잘 생겼습니다. 심장 부정맥 환자가 무리하게 마라톤을 하면 갑작스런 심장마비로 급사할 수도 있어 주의해야 합니다.

'1일 1식'이란 책으로 유명한 나구모 요시노리는 심장에 부담을 주지 않고 내장 지방을 연소시킬 수 있는 운동으로 '걷기'를 추천합니다.[11] 달리기와 같은 격한 운동은 근육 속의 글리코겐만 소모시키지만 걷기 운동을 열심히 하면 기초대사가 촉진되어 복부에 쌓인 내장지방을 연소시키기 때문입니다. 건강하게 오래 살려면 달리기 운동은 다시 한 번 생각해보세요. 심장에도 좋고 허리에도 좋은 걷기 운동을 매일 한 시간씩 하시기 바랍니다.

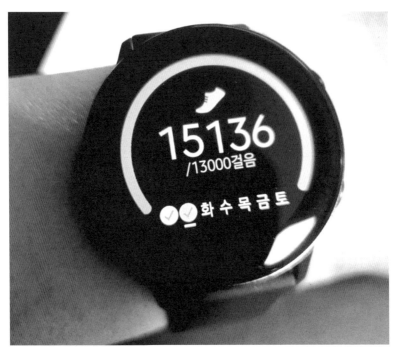

그림 66: 스마트 워치

7. 허리디스크, 걷기 운동 올바르게 하는 법

허리디스크 탈출/파열 치료 후 통증이 많이 좋아졌다면, 누원장은 가볍게 걷기부터 시작하도록 권합니다. 처음에는 걷기를 '운동'이라기보다는 '산책'이라고 생각을 하세요. 식사하고 나서 소화시킨다는 기분으로 봄바람도 느끼고 꽃 냄새도 맡으면서 집 주변을 천천히 쉬엄쉬엄 산책합니다. 한 번 산책하는 시간은 15분 정도가 좋습니다. 아침, 점심, 그리고 저녁 식사 후에 세 번만 산책해보세요. 하루에 45분이나 걷게 됩니다. 통증이 완연하게 좋아지고 치료도 거의 끝났다면 걷기 '운동'으로 들어가는데요. 보통 속도의 걸음으로 한 번에 20분 정도 걷습니다. 20분 세 번 걸으면 한 시간을 걷게 되는 것이죠. 20분 걸으니까 허리나 다리가 좀 뻐근하고 불편하다면 한 번에 걷는 시간을 10분이나 15분으로 줄여도 좋습니다.

걸으면서 다리를 한 발 한 발 내디딜 때마다 척추신경 가지도 척추관 안에서 움직입니다. 통증은 많이 좋아졌지만 탈출/파열된 허리디스크는 아직 완전히 흡수되지 않았습니다. 짧은 시간 동안 걸을 때는 문제가 없습니다. 하지만 걷는 시간이 늘어나면 척추신경 가지가 탈출/파열된 허리디스크 조각에 반복적으로 부딪히며 마찰됩니다. 척추신경 가지가 자극되고 부어오릅니다. 그 결과로 통증을 느끼게 되는 것이죠. 척추신경 가지를 일부러 자극시킬 이유는 없습니다. 예를 들어, 30분 걸으면 다리가 아프지만 20분 걸으면 괜찮다. 이런 분이 있겠지요. 내가 얼마나 좋아졌는지 확인하고 싶을 겁니다. 또는 이 악물고 걷기 운동해서 디스크를 극복하고 싶은 마음일 수도 있습니다. 30분 걸으면 통증이 느껴지는데 무리해서 40~50분 걸으면 당연히 통증이 심해지겠죠. 갑자기 덜컥 겁이 납니다. 다음 날 걷기 운동을 완전히 쉽니다. 하루 쉬면 일주일 쉬게 됩니다. 한 달 동안 겁나서 걷기 운동을 안 할 수도 있어요.

일부러 내 몸을 시험에 들게 하지 마세요. 10분, 20분, 또는 30분, 다 괜찮으니 내 몸 상태를 확인하면서 걸으세요. 통증이 느껴지지 않는 범위에서 시간을 짧게 잘라서 자주 걷는 방법이 좋습니다. 이런 식으로 걷다 보면 자연스럽게 걷는 시간, 속도, 그리고 거리가 늘어납니다. 어느새 탈출/파열된 허리디스크 조각이 서서히 흡수되었기 때문입니다. 야금야금 거북이처럼 느릿느릿 서서히 몸을 달구면서 걷기 운동을 늘려가 보세요.

8. 실내자전거 타기

1. 헬스장에 가서 실내자전거를 타면 허리디스크에 좋습니다.

2. 실내자전거를 구입해서 집에서 타셔도 좋습니다. 가능하다면 가격이 조금 비싸도 좋은 자전거로 구입하세요. 저렴한 자전거는 구석에 처박아 놓고 빨래 건조대로 쓰기 십상입니다.

3. 실내자전거는 등 뒤에 받침대가 없는 것이 좋습니다. 허리를 쭉 펴고 긴장된 상태로 자전거를 타면 척추 기립근 강화에 도움이 됩니다.

4. 자전거 타기를 처음 시작할 때는 하루에 10분 세 번, 또는 20분 두 번 타면 적당합니다.

5. 처음부터 무리해서 자전거를 타면 무릎과 발목에 무리가 올 수 있습니다. 서서히 워밍업하면서 몸을 예열합니다. 하루 이틀 열심히 타고 일주일 쉬는 것보다 매일 조금씩 꾸준하게 타는 게 더 좋습니다.

9. 스텝퍼

요즘 집에 있는 시간이 많으니까 살이 팍팍 찌네요. 실내에서 할 수 있는 유산소 운동은 집 안에서 걷기, 실내자전거 타기, 그리고 스텝퍼가 있습니다.

허리디스크에 가장 좋은 운동은 평지에서 빨리 걷기입니다. 하루에 한 시간씩 매일 걷습니다. 한 번에 1시간을 걸으면 좋겠지만, 20분씩 세 번 걷거나 30분을 두 번 걸으면 더 좋습니다. 신종 코로나 때문에 밖에 나가서 걷기가 상당히 부담되시죠? 이럴 때 걷기 운동 대신 실내에서 스텝퍼로 운동하는 건 어떨까요?

누원장이 사용하고 있는 스텝퍼입니다. 다른 운동 기구에 비해 공간을 매우 적게 차지하고요, 가격도 저렴한 편입니다. 스텝퍼는 운동 강도를 상중하로 조절할 수 있습니다. 누원장은 중에 맞춰놓고 운동하고 있습니다. 스텝퍼를 처음 시작하면 무릎과 고관절에 뻐근한

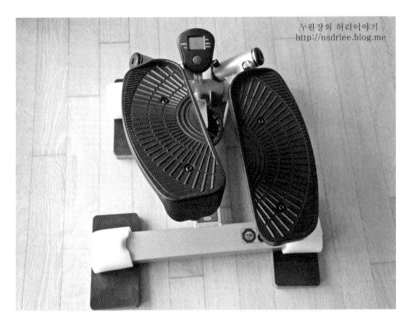

그림 67: 스텝퍼

느낌이 옵니다. 아무래도 걷기 운동보다 운동 강도가 조금 세기 때문입니다. 그래서 처음에는 너무 무리하지 마시고 살살 시작하는 게 좋습니다. 오른발 왼발 번갈아 밟으면서 '하~나 두~울' 이런 식으로 수를 세며 걷습니다. 숫자 50에서 멈추거나 100에서 멈춥니다. 이렇게 일주일 운동하면서 무릎이나 고관절이 괜찮은지 살펴봅니다. 둘째 주부터는 스텝퍼로 한 번에 5~10분 정도 운동합니다. 하루에 서너 번만 반복해도 운동량이 상당하답니다.

궂은 날씨엔 실내에서 스텝퍼 운동해보세요. 허리디스크에 좋은 운동이랍니다.

10. 계단 오르기

허리디스크에 어떤 운동이 좋냐고 물어보면 항상 '걷기 운동, 자전거 타기, 그리고 수영' 이런 대답만 들으니 답답하셨죠? 하지 말라는 운동은 많은데 할 수 있는 운동은 재미없는 걷기, 자전거 타기, 그리고 수영뿐이라니요. 좌절하신 분들이 많을 겁니다. 누원장은 허리디스크에 좋은 운동으로 계단 오르기를 추천합니다.

계단 오르기는 저강도 운동이면서 칼로리 소비량이 많아(빨리 걷기보다 세 배 이상 칼로리 소모) 체중감량에 도움이 됩니다. 단시간에 산소 소모량을 급격하게 늘리기 때문에 심폐기능 향상에도 도움이 됩니다. 허벅지와 무릎 주변 근육 단련에 효과적입니다. 양발을 교대로 사용하므로 균형 감각이 향상됩니다. 계단을 오를 때 허리를 약간 앞으로 숙이게 되어 척추관이 넓어지므로 허리디스크 탈출에 의한 신경 압박이 완화됩니다.

이시형 박사님은 100세 시대를 위해 지켜야 할 열 가지 생활습관 중에 '100계단, 5층을 매일 오르기'를 강조했습니다. 미국 벨라민 대학 로프린지 교수팀이 성인 6,000명을 대상으로 분석하였는데요. 계단 오르기, 청소하기 등을 매일 할 경우 따로 시간을 내서 운동하는 사람과 같은 효과를 볼 수 있었다고 합니다. 특히, 고혈압과 고지혈증 등 심혈관 질환이 줄어드는 효과가 있었습니다. 뇌졸중이나 당뇨병 등의 위험요인도 제거되었다고 밝혔습니다.

계단 오르기와 달리 계단 내려오기는 척추와 무릎, 발목 관절에 충격을 줄 수 있습니다. 또한, 계단을 내려올 때 허리가 신전되어 뒤로 젖혀지면서 척추관이 좁아지기 때문에 통증이 심해질 수 있어요. 그래서 계단을 걸어서 올라가고 내려올 때는 엘리베이터나 에스컬레이터를 이용하면 좋겠습니다. 허리디스크로 인한 통증이 상당히 심할 때는 계단 오르기를 피하는 것이 좋습니다. 척추수술을 받으신 분들은 수술 후 한두 달 후부터 계단 오르기를 시작하는 것이 좋습니다.

11. 지하철에서 운동하기

대도시에 근무하는 직장인들 중에 지하철로 출퇴근하는 분들이 많습니다. 지하철을 타고 출퇴근하면서도 척추에 좋은 운동을 짬짬이 하고 허리디스크도 예방할 수 있답니다.

지하철역에 내려갈 때는 계단을 이용하면 무릎과 척추에 무리가 올 수 있습니다. 되도록이면 에스컬레이터나 엘리베이터를 이용하세요. 지하철을 타면 자리에 앉지 말고 손잡이를 잡고 서서 가는 것이 좋습니다. 서 있을 때는 손잡이를 잡고 양발의 뒤꿈치를 살짝 들어보세요. 지하철이 역 사이를 달릴 때는 뒤꿈치를 들고 서 있습니다. 지하철이 역에 도착하여 승객들이 타고 내릴 때는 뒤꿈치를 내리고 쉽니다. 이런 식으로 반복하면 종아리, 허벅지 근육은 물론이고 척추 기립근에도 건강한 자극을 전달하여 단련하는 효과를 얻을 수 있습니다. 지하철을 환승할 때는 무빙 워크를 이용하지 말고 그냥 뚜벅뚜벅 걸으세요. 지하철역에서 나올 때는 에스컬레이터를 이용하지 말고 계단을 걸어서 올라오면서 운동을 마무리합니다. 매일 출퇴근하면서 반복하면 상당한 운동 효과를 얻을 수 있답니다.

12. 허리디스크 운동, 살살 시작해야

허리디스크 치료하고 조금 좋아졌다고 운동을 심하게 하다가 갑자기 통증이 심해지는 경우를 종종 봅니다. 제발 좀 그러지 마세요. 허리디스크 진단 후 한 달은 모든 운동을 조심해야 합니다. 한 달이 지나고 통증이 많이 좋아진 상태라면 유산소 운동부터 살살 시작하세요. 워밍업 하듯이 매일 같이 살살, 이게 무슨 운동이 될까? 이런 수준으로, 몸 푼다는 기분으로 시작합니다. 운동하면서 몸이 통증을 느끼지는 않는지 주의를 기울입니다. 충분히 워밍업이 되었다 싶으면 계단식으로 서서히 운동 시간과 강도를 늘려나갑니다. 허리디스크에 좋은 운동, 반드시 살살 시작하세요.

13. 멕켄지 신전 운동

'맥켄지 신전 운동(Mckenzie extension exercise)'은 뉴질랜드의 물리치료사 로빈 맥켄지가 고안해 낸 운동법입니다. 척추를 신전시키는 단순한 동작을 반복하는 운동법인데 허리디스크로 인한 통증을 예방하고 치료하는 효과가 있습니다. 맥켄지 신전 운동은 엎드려서 하는 방법과 서서 하는 방법이 있습니다. 엎드려서 하는 운동법에 대해서 자세히 알아보겠습니다.

1) 바닥에 배를 대고 다리를 쭉 뻗어 엎드립니다.

2) 4~5분간 몸에 힘을 빼고 근육이 이완된 상태를 유지합니다.

3) 심호흡을 한 후 팔꿈치를 쭉 펴면서 천천히 상체를 들어 올립니다.

4) 상체를 일으킨 상태에서 10초간 멈추어 자세를 유지합니다.

5) 다시 천천히 엎드려 1)번 자세로 돌아갑니다.

6) 1~5)번을 수회 반복합니다.

최근 서울대학교병원 재활의학과 정선근 교수님께서 '허리디스크 수술을 피하는 좋은 운동'으로 맥켄지 신전 운동법을 추천하여 화제가 되고 있습니다. 맥켄지 신전 운동은 신전 자세를 반복하는 운동으로 척추 신전근을 강화하는 효과가 있습니다. 그런데 이 운동법은 로빈 맥켄지가 지금으로부터 무려 60년 전인 1956년에 고안해 낸 운동법입니다. 오래전부터 널리 알려진 운동법이라 많은 허리디스크 환자들이 맥켄지 신전 운동을 따라서 했겠지요. 그 결과는 과연 어떨까요?

모든 허리디스크 환자들이 맥켄지 신전 운동으로 효과를 보는 것은 아닙니다. 허리디스크가 심하게 탈출되거나 파열된 급성기에, 맥켄지 신전 운동은 오히려 척추신경을 더 자극할 수 있습니다. 허리디스크 환자가 맥켄지 운동을 하면서 허리나 다리 통증이 심해진다면 운동을 바로 중단하는 것이 좋습니다. 특히, 허리디스크에 척추관협착증이 동반된 경우라면 맥켄지 신전 운동은 가급적 피하는 것이 좋습니다. 척추관이 좁아져 있는 상태에서 과도하게 허리를 신전하면 척추관이 순간적으로 더 좁아집니다. 근근이 버티고 있던 척추신경이 척추를 신전하는 동안 척추뼈에 더 심하게 눌립니다. 이로 인해 맥켄지 운동을 한 후 통증이 더 심해지기도 합니다. 수년 전 미국에서 척추관협착증을 치료하기 위해 엑스-스탑(X-STOP)이라는 특수한 기구가 개발되었습니다. 엑스-스탑은 척추 극돌기 사이에 삽입하는 기구인데 척추의 과도한 신전을 막기 위해 고안된 장치입니다(extension blocker). 허리를 신전하면 척추관이 좁아지면서 척추관협착증 증상이 심해지니까 엑스-스탑을 삽입하여 신전을 최대한 방지하는 것이지요. 이런 수술 방법이 개발될 정도로 척추를 과하게 신전하는 자세는 허리디스크가 심하거나 허리디스크에 척추관협착증이 동반된 경우에 몹시 좋지 않답니다. 스트레칭이나 운동도 마찬가지겠지요.

맥켄지 신전 운동이 오랜 기간 검증되어온 좋은 운동 방법이라는 것은 확실합니다. 하지만 모든 척추 질환이 맥켄지 신전 운동으로 예방되거나 치료되는 것은 아니라는 사실을 반드시 기억해야 하겠습니다. 누원장은 멕켄지 신전 운동도 좋지만, 밖에 나가서 한 시간 동안 열심히 걷기 운동을 하는 것을 더 추천합니다. 평지에서 빨리 걷기는 척추신경을 자극하지 않으면서 척추 신전근을 자연스럽게 강화하기 때문입니다.

14. 허리디스크, 반드시 살을 빼야 하는 이유

지금 내 키에 정상체중이 70kg이라 칩시다. 그런데 현재 내 체중이 80kg이 나간다고 생각해봐요. 그런 과체중, 비만이 허리디스크에 좋겠어요? 안 좋겠어요?

내가 정상체중보다 10kg 더 살쪘다면? 5kg짜리 아령 두 개를 하루 종일 내 허리에 매달고 생활하는 거랑 똑같아요. 20kg 비만이라면 5kg짜리 아령 네 개겠죠? 일 년 365일 허리에 5kg짜리 아령 여러 개를 달고 다니는 스트레스. 과연 허리디스크가 견딜 수 있을까요? 허리디스크를 진단받았는데 지금 비만이라면 '일단 살부터 빼야겠구나'라는 마음가짐이 필요합니다.

15. 비만이 허리디스크에 미치는 나쁜 영향

비만이 허리디스크에 나쁜 영향을 준다고 어렴풋이 알고 계시죠? 진료를 보다 보면 급격한 체중증가, 6개월 사이 5~10kg 정도 갑자기 살이 쪘다든지 할 때 특히 허리디스크가 탈출을 잘 유발하는 것 같고요. 이런 현상은 남자보다 여자에서 더 뚜렷하게 나타납니다.

한국 사람들에서 비만과 허리디스크의 상관관계에 대한 연구는 지금까지 거의 없었습니다. 그래서 누원장이 **체중과 비만도가 수술을 요하는 심한 허리디스크 발생에 미치는 영향을 분석하는 연구**를 진행했습니다. 심한 허리디스크로 수술받은 환자(허리디스크 250명)와 평소에 허리는 건강했지만 갑작스런 사고로 다리 골절 수술을 받은 환자(대조군 250명)를 비교했습니다. 연구 결과는 2017년 대한척추신경외과학회 학술대회에 채택되어 구연 발표했습니다.[12] 결과는 다음과 같습니다.

1. 허리디스크 환자는 대조군보다 체중과 비만도가 유의하게 높았습니다.

2. 이러한 현상은 특히 20세에서 39세 사이 젊은 성인에서 두드러졌습니다.

3. 허리디스크 탈출의 경우 큰 차이가 없었지만, 허리디스크가 파열된 경우 체중과 비만도가 대조군보다 유의하게 높았습니다.

4. 허리디스크 발생 부위별로 조사하였을 때 특히 요추 5-천추 1번 허리디스크에서 대조군보다 유의하게 체중이 더 높았습니다.

5. 허리디스크 수술을 처음 받은 경우 체중과 비만도가 의미 있는 영향을 주었지만, 두 번째 수술을 받는 경우는 큰 차이가 없었습니다.

연구 결과를 요약하면, 비만을 방치하면 허리디스크가 파열되어 수술을 할 가능성이 매우 높습니다. 현재 요통이나 허리디스크로 치료받고 있다면, 적극적으로 다이어트하세요. 다이어트 하나만 잘해도 허리디스크 수술을 피할 수 있습니다.

16. 허리디스크, 오랜 시간 앉아서 일하면 단명할 수도

오랫동안 의자에 앉아서 일하면 허리디스크에 매우 해롭습니다. 앉으면 우리 몸의 체중이 허리에 실리기 때문에 허리디스크가 스트레스를 많이 받습니다. 앉아 있는 시간이 길어질수록 허리디스크가 받는 스트레스도 점점 더 늘어나겠죠. 소파에 앉아서 몇 시간씩 TV를 계속 시청하거나, 책상에 앉아서 컴퓨터 작업을 밤새 한다거나, 4-5시간 쉬지 않고 운전을 하면 갑자기 허리에 심한 통증이 생길 수 있어 주의를 요합니다. 그런데 놀랍게도 장시간 앉아서 일하면 젊은 나이에 갑자기 죽을 수도 있답니다. '허리디스크는 저리 가라'할 정도로 심각한 내용인데요.

Biswas 등에 의하면 장시간 움직이지 않고 앉아 있으면 심장병, 당뇨, 그리고 조기 사망 가능성이 현저히 증가합니다.[13] 연구에 의하면 오래 앉아 있는 경우 전체사망률 1.22배, 심혈관계 사망률 1.15배, 심혈관질환 발생률 1.14배, 암 사망률 1.13배, 암 발생률 1.13배, 그리고 당뇨 발생률은 1.91배나 증가한다고 합니다. 이렇게 건강이 나빠지는 이유는 장시간 앉아 있는 것이 '당과 지방 대사에 나쁜 영향을 주기 때문이 아닐까'라고 추정합니다.

Biswas 등은 조기 사망을 예방하기 위해 30분 앉아서 일하면 1~3분 정도 서 있으라고 권유합니다. 이건 평소에 누원장이 환자분들에게 권하던 허리디스크 예방법이기도 합니다. 서 있으면 심장병이나 당뇨가 생길 가능성이 낮아지고 조기 사망도 피할 수 있습니다. 서 있으면 허리에 걸리던 스트레스가 다리로 빠져나가기 때문에 허리디스크도 동시에 예방이 되겠지요. 게다가 앉아 있을 때보다 칼로리 소모량이 30%나 증가해서 자연스러운 다이어트 효과도 있다고 하네요. 30분마다 1-2분 서 있기, 일석삼조의 효과를 볼 수 있습니다.

17. 지긋지긋한 허리디스크, 어떻게 관리해야 하나요?

오랫동안 허리디스크 때문에 고생하다가 찾아오는 분들을 종종 만납니다. 지긋지긋한 허리디스크, 도대체 어떻게 관리해야 하나요? 풀어도 풀어도 풀리지 않는 궁극의 질문을 하나씩 가지고 말이죠.

1) 담배: 누원장은 항상 이런 분들에게 담배를 피우는지 물어봅니다. 허리디스크 때문에 허리가 아파서 수년간 고생하고 수술까지 했는데도 담배를 계속 피우는 분들이 종종 있습니다. 심지어 담배가 허리디스크에 나쁜지조차도 모르는 분도 많고요. 담배는 허리디스크의 적입니다. 무조건 금연하셔야 합니다.

2) 비만: 두 번째로 키와 몸무게를 물어봅니다. 비만도를 계산하기 위함인데요. 제 키가 173, 체중이 71.5kg이니까 비만도를 계산해보면 71.5 나누기 (1.73) 제곱 =23.9입니다. 정상 체중이죠. 비만도 25 이하로 유지하는 게 바람직합니다. 체중이 늘어나고 비만이 되면 허리

디스크가 파열될 가능성이 무조건 증가합니다.

3) 운동: 마지막으로 운동을 해서 허리 근육, 특히 기립근(신전근)을 튼튼하게 만들어야 합니다. 상식이죠. PT, 코어운동, 필라테스, 또는 요가를 해서 강화시키는 게 아닙니다. 유산소 운동으로 자연스럽게 근육을 만들어야 합니다. 하루에 만 보에서 만 오천 보 이상 매일같이 걷기 운동을 틈나는 대로 합니다. 생활 운동, 생활 걷기를 합니다.

금연, 체중 관리, 생활 걷기. 이 세 가지가 허리디스크 관리의 기본입니다. 그러고 나서 다음 단계 치료가 들어가야 합니다.

마치며

허리디스크 두 번째 책입니다. 2013년에 출간한 '누원장의 허리디스크 완전 정복'. 지금이 2020년이니까 벌써 7년이나 지났네요. 7년간 세상도 변했고 저도 많이 변했고 허리디스크 비수술 치료도 많이 발전했습니다. 허리디스크에 대한 두 번째 책을 쓰려고 블로그에 올린 글을 리뷰 했습니다. 그동안 수술 직전에 놓인 정말 많은 허리디스크 환자분들을 누원장이 비수술 치료로 고쳐드렸었네요.

필드에 나와 경험이 쌓이면서 느는 건 결정적인 순간의 디시전 메이킹 (decision making)인 것 같습니다. 수술이냐? 비수술 치료냐? 수술로 바로 '고' 할 건지, 아님 한 템포 숨 돌리고 관망한 후 결정할 건지. 개원가에서 봉직의로 일하면서 한 가지라도 실력이 향상되는 부분이 있는 것은 참으로 다행이라고 생각합니다.

정확하게 진단하고 잘 치료하는 것. 수술에 국한하면 후유증 없이 좋은 결과가 나오도록 최선을 다해서 집도하는 것. 이것이 진료의 핵심이고 본질입니다. 시술이냐 수술이냐, 절개하냐 내시경을 쓰냐, 구멍이 하나인가 두 개인가? 이런 것들은 참으로 지극히 부수적인 부분입니다.

출퇴근 시 붐비는 지하철을 타는 대신 한두 정거장 정도는 가뿐하게 걷습니다. 퇴근길 아파트 엘리베이터, 마스크 안 쓴 사람이 타고 있으면 단호하게 계단으로 걸어 올라갑니다. 신종코로나 때문에 사회적 거리두기를 하다 보니 운동이 저절로 되는 웃픈 현실이네요.

전문의 자격증을 따고 20년간 제 나름대로 정립한 누원장만의 척추치료 철학을 블로그와 SNS를 통해 여러분과 공유하고자 하는 마음에 글을 쓰고 올렸습니다. 제가 옳다고 생각하는 치료가 다 정답은 아니라는 것을 고백합니다. 허리디스크 하나만 해도 수십 가지 치료 방법이 있습니다. '이것은 무조건 옳고 저것은 무조건 그르다'라고 흑백논리로 가르기 힘든 것이 척추 치료, 허리디스크 치료입니다. 허리디스크 치료에 대한 누원장의 글은 '이런 좋은 치료 방법도 있구나'라고 읽고 이해하시면 좋겠습니다.

마지막으로 꼭 드리고 싶은 말씀. 허리디스크로 치료 중이라면 매일 아침저녁 거울을 보고 웃는 연습을 하세요. 통증 때문에 그리고 걱정 때문에 나도 모르게 얼굴이 변해있답니다. 웃고 긍정적으로 생각해야 허리디스크도 빨리 잘 낫는답니다. 매일 두 번씩 거울 보고 '껄껄껄' 웃는 연습! 꼭 기억하세요. 감사합니다.

참고문헌

1) Apkarian AV, Sosa Y, Sonty S, et al: Chronic back pain is associated with decreased prefrontal and thalamic gray matter density. J Neurosci 24(46): 10410-10415, 2004

2) Benson R, Tavares SP, Robertson SC, et al: Conservatively treated massive prolapsed discs: a 7-year follow-up. Ann R Coll Surg Engl 92: 147–153, 2010

3) Martin JT, Gorth DJ, Beattie EE, et al: Needle puncture injury causes acute and long-term mechanical deficiency in a mouse model of intervertebral disc degeneration. J Orthop Res 31: 1276-1282, 2013

4) Nassr A, Lee JY, Bashir RS, et al: Does incorrect level needle localization during anterior cervical discectomy and fusion lead to accelerated disc degeneration? Spine (Phila Pa 1976) 34: 189-192, 2009

5) Choi G, Kang HY, Modi HN, et al. Risk of developing seizure after percutaneous endoscopic lumbar discectomy. J Spinal Disord Tech 24: 83-92, 2011

6) Joh JY, Choi G, Kong BJ, et al: Comparative study of neck pain in relation to increase of cervical epidural pressure during percutaneous endoscopic lumbar discectomy. Spine (Phila Pa 1976) 34: 2033-2038, 2009

7) Lin CY, Chang CC, Tseng C, et al: Seizure After Percutaneous Endoscopic

Surgery-Incidence, Risk Factors, Prevention, and Management. World Neurosurg 138: 411-417, 2020

8) Floman Y, Millgram MA, Smorgick Y, et al: Failure of the Wallis interspinous implant to lower the incidence of recurrent lumbar disc herniations in patients undergoing primary disc excision. J Spinal Disord Tech 20: 337-341, 2007

9) <<나는 달린다>> 요쉬카 피셔 지음, 선주성 옮김, 궁리, 2000

10) Kim YJ, Kim CH, Park KM: Excessive exercise habits of runners as new signs of hypertension and arrhythmia. Int J Cardiol 217, 80-84, 2016

11) <<50세가 넘어도 30대로 보이는 생활습관>> 나구모 요시노리 지음, 이진원 옮김, 나라원, 2012

12) Lee DY: Effect of Anthropometric Features on Lumbar Disc Herniation requiring Surgery. (2017년 대한척추신경외과학회 구연 발표)

13) Biswas A, Oh PI, Faulkner GE, et al: Sedentary time and its association with risk for disease incidence, mortality, and hospitalization in adults: a systemic review and meta-analysis. Ann Intern Med 162, 123-132, 2015